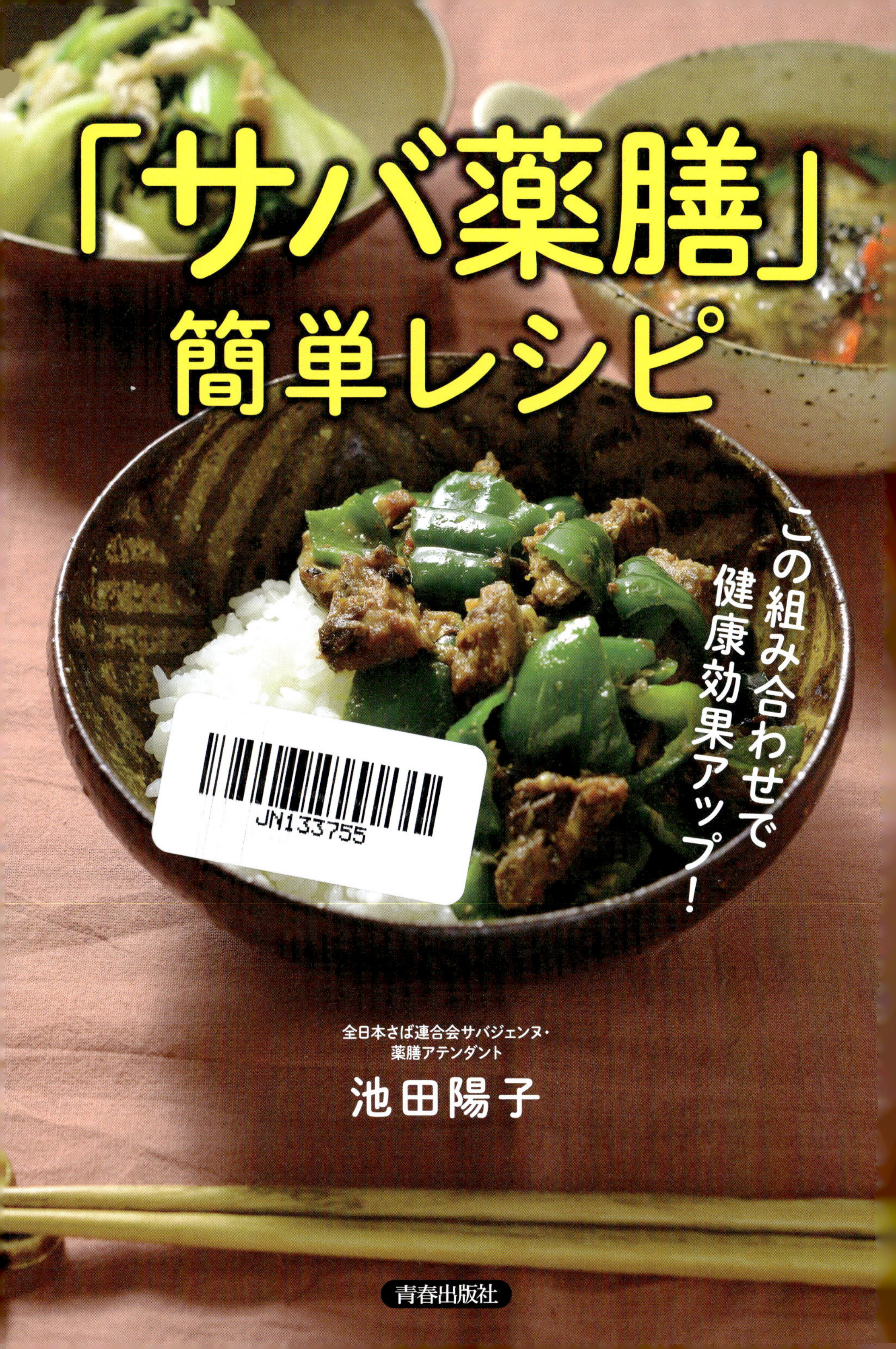

# 「サバ薬膳」簡単レシピ

この組み合わせで
健康効果アップ！



全日本さば連合会サバジェンヌ・
薬膳アテンダント
池田陽子

青春出版社

## はじめに――薬膳の知恵を取り入れると、サバの効果が倍増！

２０１８年一大ブームになったサバ。日本の世相を反映し象徴する食として、ぐるなび総研が「今年の一皿」にサバを選び、大きな話題にもなりました。

わたしは薬膳アテンダントとして活動するとともに、サバファンの団体である「全日本さば連合会」の広報「サバジェンヌ」名義での活動も行っています。

サバブームそのものは、急にはじまったわけではありません。数年前から「サバそのもの」が注目され続けた結果です。２０１３年、テレビ番組で「サバ缶がダイエットによい」と紹介されたことがきっかけで、サバの栄養効果に注目が集まり、その後も「認知症予防」「学習機能向上」「血管の若返り」「ストレス軽減」「美肌」などさまざまな効能がメディアで紹介されました。

わたし自身、「サバジェンヌ」になってしまったきっかけは、薬膳の観点からも、サバに素晴らしい薬効があったからです。血行を促進し、ダイエット、肩こり、美白などに役立つサバを日々の食事に積極的に取り入れていました。

そして、じつは身体によいサバのパワーをもっと引き出すためのテクニックがあります。それは、「組み合わせる食材」。血流効果を高めるというサバの最大の薬効を、同じ効果を持つ食材をプラスして、もっとパワーアップする方法——それが「サバ薬膳」です。

この本では、手軽に作ることができる「サバ薬膳レシピ」をご紹介しています。生のサバだけでなくサバ缶やしめサバ、コンビニで販売している焼きサバや、味噌煮などを使った、カンタンにできるレシピばかり。

1章ではサバの効能を最大限に高めた、「最強のサバ薬膳」レシピ、2章ではどんなに忙しいときでも混ぜたり、のせるだけであっという間に完成するレシピを紹介しています。

3章では、サバ薬膳の極意をまとめました。サバが秘めた力、そしてサバと組み合わせたい11の食材についてを説明していますので、オリジナルのサバ薬膳にトライしてみてください。

アンチエイジングや疲労回復、ストレスなど現代人の悩みを改善するためにもサバは役立ちます。4章を参考に、日々をパワフルにのりきりましょう。

また薬膳では、季節に合わせた食養生が重要とされています。5章では季節に合わせたサバ薬膳を、ご紹介しています。

現代人にとって、いまや「スーパーフード」ともいえるサバ。薬膳の知恵を取り入れた「最強のサバレシピ」で、健康で美しいパワフルボディを目指しましょう。

# この組み合わせで健康効果アップ！「サバ薬膳」簡単レシピ



## 1章

## 組み合わせが決め手！『最強のサバ薬膳』レシピ

2章

# のせるだけ、まぜるだけの『お手軽サバ薬膳』レシピ

3章

# サバのパワーをアップする『サバ薬膳』の極意

4章

# 体と心の悩みに効く『不調撃退サバ薬膳』



5章

# 1年を元気に過ごす『季節のサバ薬膳』

付録

## サバジェンヌおすすめ！　絶品サバグルメ



Column



料理・スタイリング　高木あゆみ（ah house）／撮影　小野岳也／本文デザイン　青木佐和子

## レシピについて

＊材料は2人分です（表示のあるもの以外）。

＊1カップ：200cc、大さじ1：15ml、小さじ1：5mlです。

＊サバ缶は1缶200gのものを使用した場合の分量です。

＊電子レンジは600Wです。

# 1章

## 組み合わせが決め手！

# 「最強のサバ薬膳」

## レシピ

# サバのオープンオムレツ

{材料}

サバ水煮缶…1/2缶
タマネギ（薄切り）…1/2個
ナガイモ（薄切り）…８㎝程度
黒きくらげ（水で戻し薄切り）…３g
卵…４個
牛乳…大さじ１
サラダ油、塩、ブラックペッパー…適宜

{つくり方}

1 フライパンに油を入れて熱し、缶汁を切ったサバ、タマネギ、ナガイモ、黒きくらげを炒めて冷ましておく。

2 ボウルに卵を入れて溶きほぐし、牛乳、1、塩、ブラックペッパーを入れて混ぜる。

3 フライパンに2を入れて丸く広げ、両面を焼く。お好みでケチャップをかける。

### サバ薬膳食材

サバ水煮缶

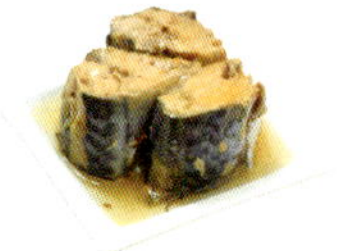

＋

タマネギ

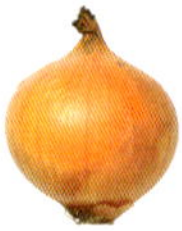

＋

黒きくらげ

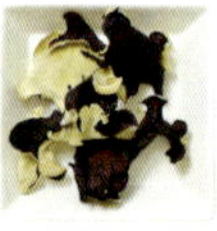

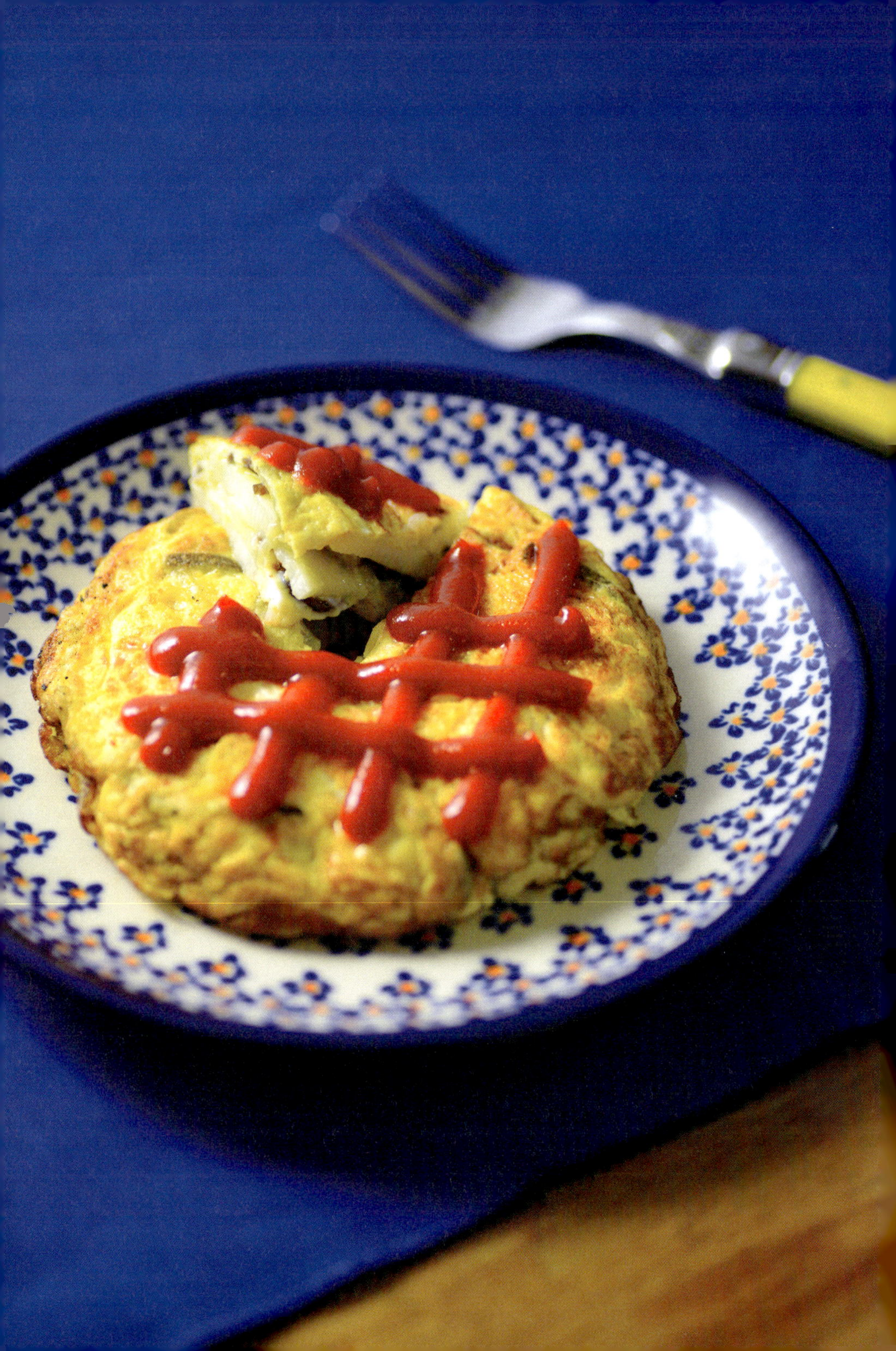

# サバニラつくね

{材料}

サバ水煮缶…1/2缶
長ネギ（みじん切り）…５㎝
ニラ（ザク切り）…1/2把
卵（溶きほぐす）…１個
はんぺん…１枚
からし、酢、しょうゆ…適量

{つくり方}

**1** ボウルに缶汁を切ったサバ、長ネギ、ニラ、卵、はんぺんをちぎりながら入れて、よく練る。

**2** フライパンを熱し、小判型にまとめた**1**を両面焼く。からし酢じょうゆを添えていただく。

## サバ薬膳食材

サバ水煮缶

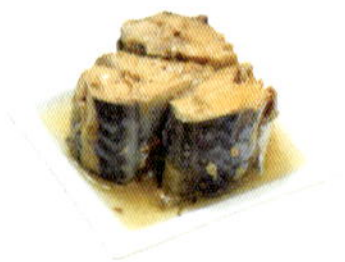

＋

ニラ

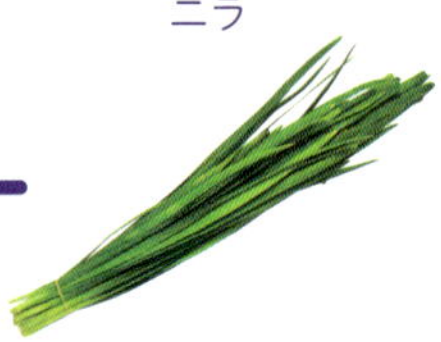

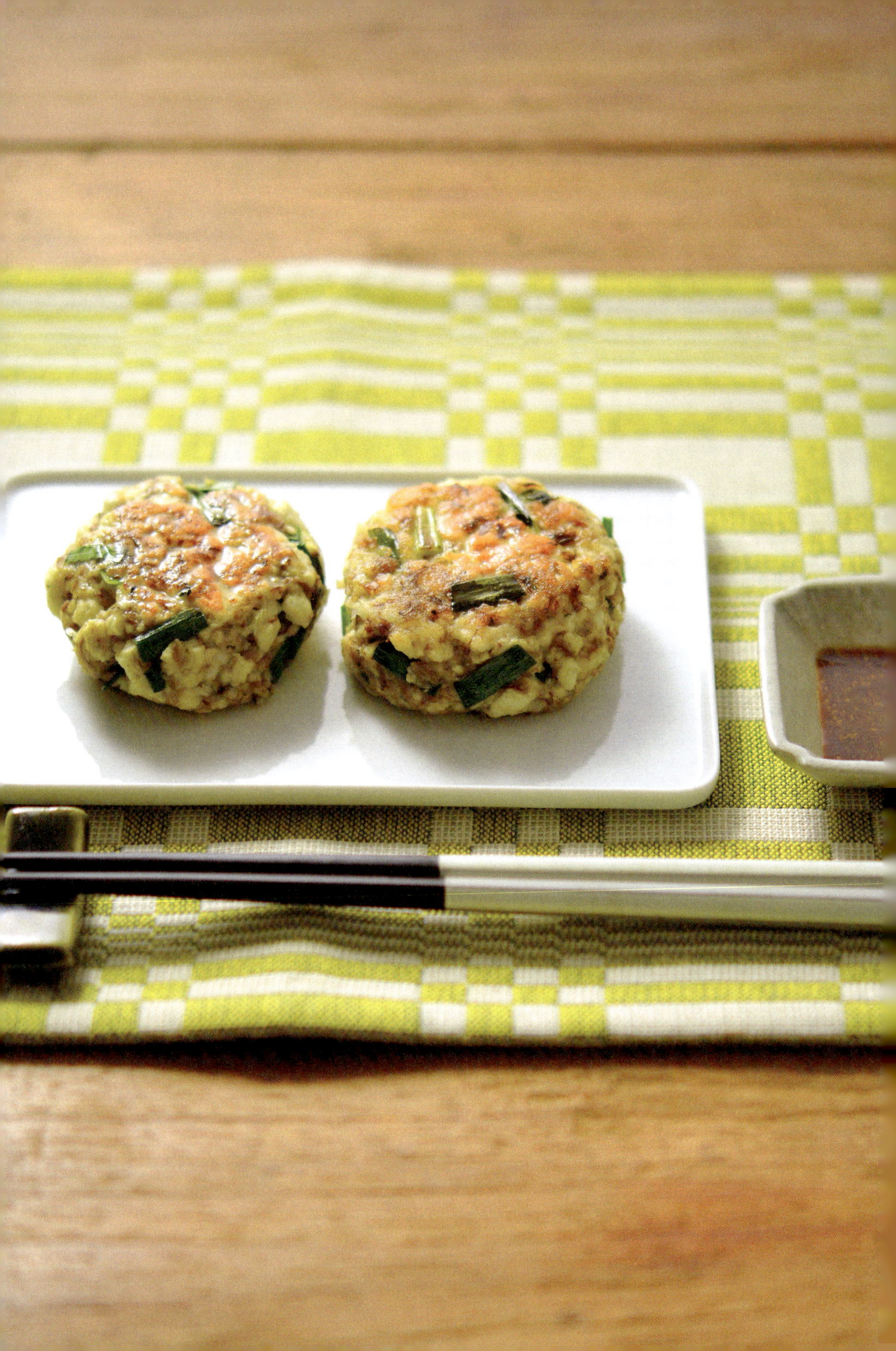

# サバ味噌とナスのイタリアン風

{材料}

サバ味噌煮（市販品）…１袋
ナス（乱切りにして、塩水にさらしておく）…４本
トマト水煮缶…1/2缶（400g）
ニンニク（みじん切り）…少々
オリーブ油…大さじ２
塩、こしょう…適宜

{つくり方}

1 フライパンに油を入れて熱し、ニンニク、水気を切ったナスを炒める。

2 1に、トマトの水煮をつぶしながら加える。さらに、サバ味噌煮の身を入れて、ヘラでほぐしながら全体を混ぜ、5分煮たら塩、こしょうで味をととのえる。

### サバ薬膳食材

サバ味噌煮

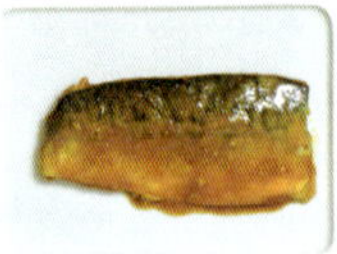

＋

ナス

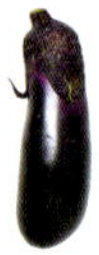

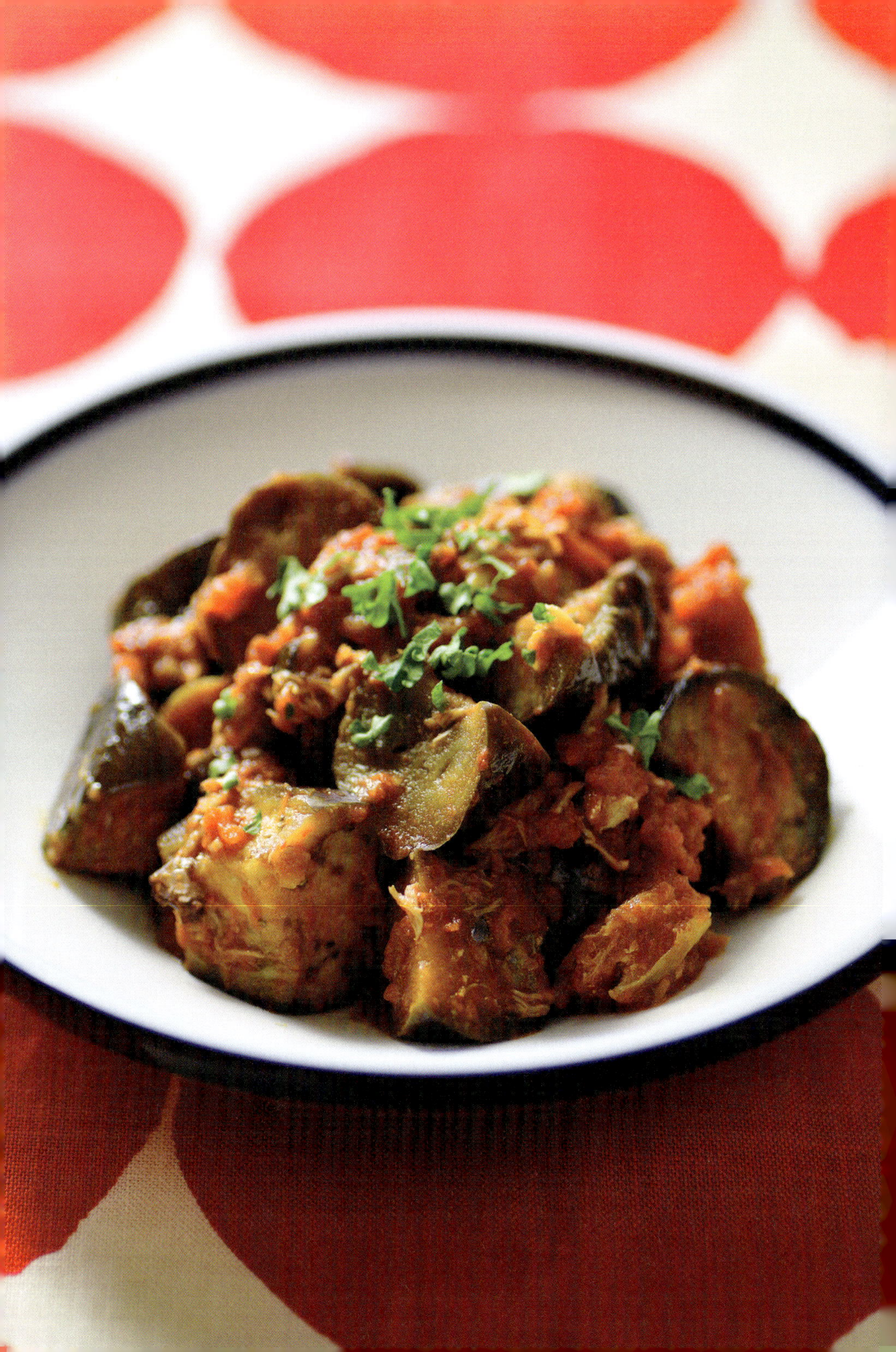

# サバとパプリカの黒酢炒め

{材料}

サバ(食べやすく切る)…1/2尾
パプリカ(食べやすく切る)…1/2個
ニンニク(みじん切り)…1かけ

A 黒酢…大さじ1
　しょうゆ…大さじ1

小麦粉…適量
塩、こしょう…適量
サラダ油…適量

{つくり方}

1 サバに塩、こしょうをふり、小麦粉をまぶす。

2 フライパンに油を入れて熱し、1の両面を焼いてニンニク、パプリカも入れて炒めたらAを加えて全体にからめる。

## サバ薬膳食材

サバ

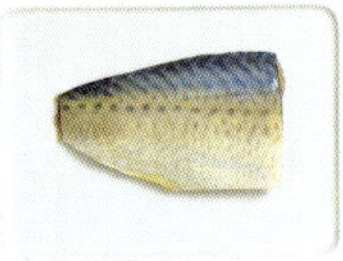

＋

パプリカ

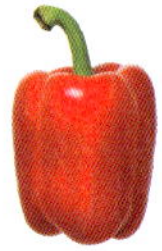

＋

黒酢

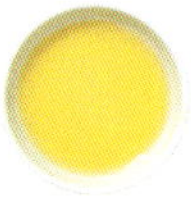

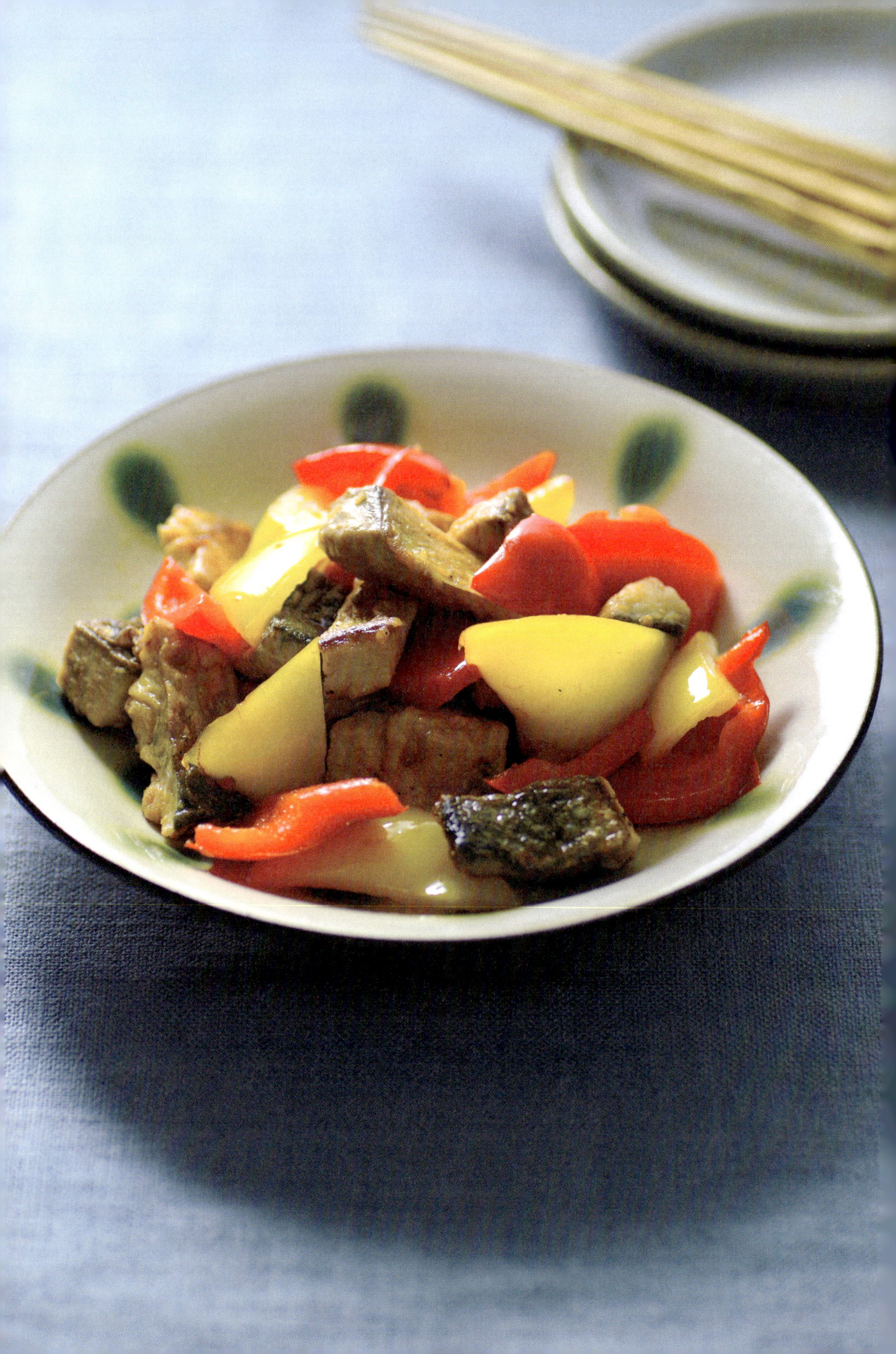

# 塩サバの血行促進カレー

{材料}

塩サバ…１枚
タマネギ(薄切り)…1/2個
しめじ(根元を切り、ほぐす)…1/2パック
黒きくらげ(水で戻し細切り)…２g
パプリカ(食べやすく切る)…1/4個
トマト水煮缶…1/2缶(400g)
ニンニク(みじん切り)…少々
ショウガ(みじん切り)…少々
白ワイン…大さじ１
水…１カップ
カレー粉…大さじ１
しょうゆ…少々
塩…小さじ1/2
オリーブ油…適量
こしょう、クミン(粉末)…適量

{つくり方}

1 フライパンに油を入れて熱し、塩サバの両面を焼いて取り出し、骨を取り除く。

2 鍋に油を入れて熱しニンニク、ショウガを入れて香りが出たらタマネギを入れて炒め、しめじ、黒きくらげ、パプリカも加えて炒める。

3 2に塩サバを入れてほぐしながら炒め、カレー粉をふって全体を混ぜ、白ワイン、水、トマト缶、しょうゆ、塩、こしょうを加えて煮立ったら弱火にして15分煮て、仕上げにクミンをふる。

＊見た目を考えて、塩サバは一口大に切り、ほぐさずに使ってもよい。

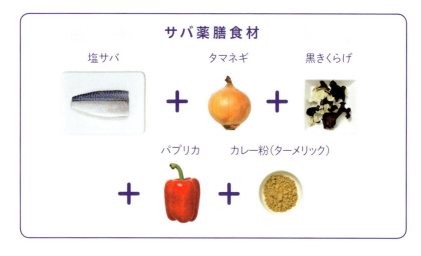

## サバ薬膳食材

塩サバ

＋

タマネギ

＋

黒きくらげ

＋

パプリカ

＋

カレー粉(ターメリック)

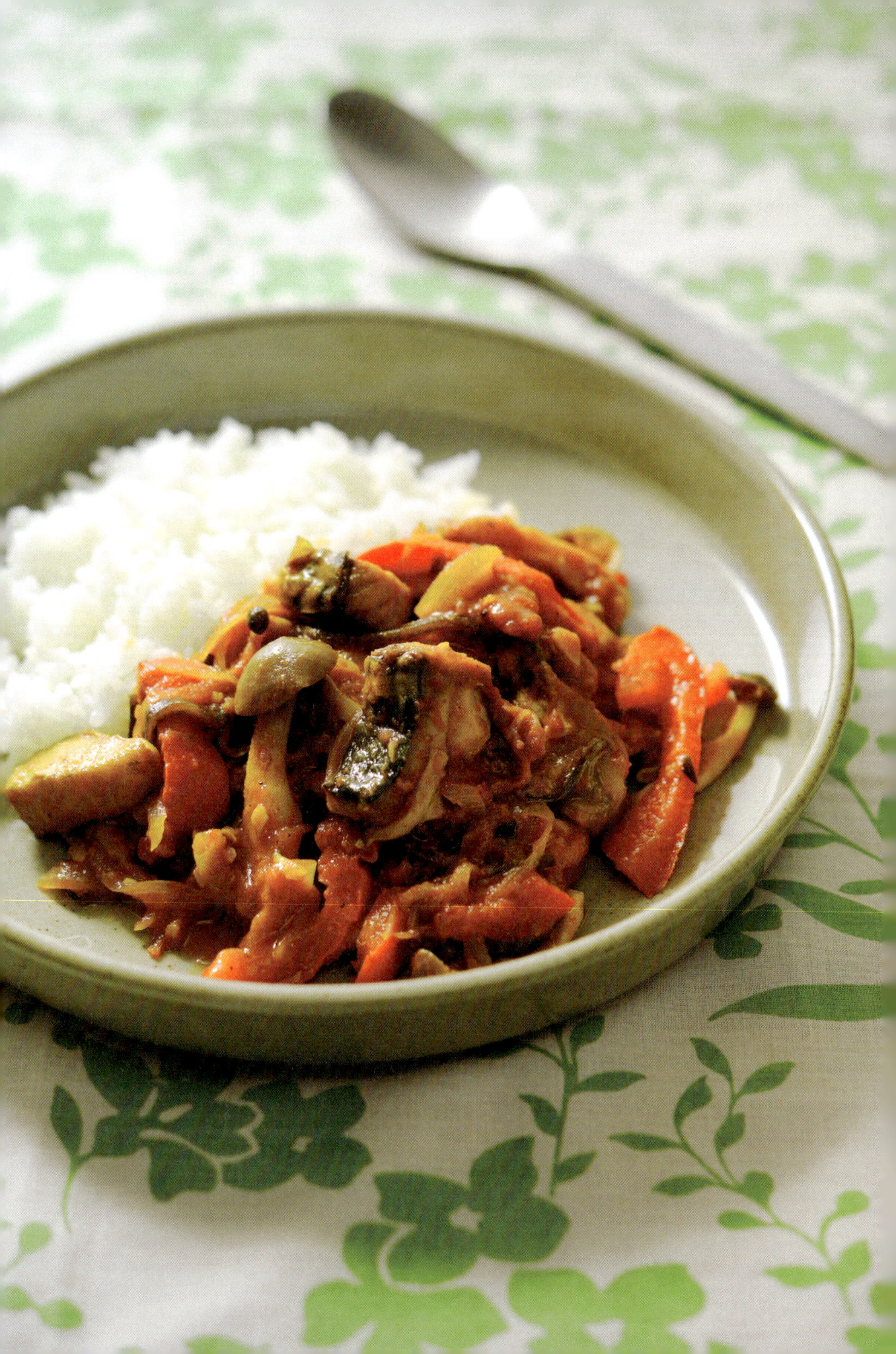

# サバ文化干しのマリネ

{材料}

サバ文化干し…１枚

タマネギ（薄切り）…1/2個

A
- オリーブ油…大さじ１
- レモン汁…大さじ１
- 酢…大さじ１

青じそ（千切り）…５枚

{つくり方}

1 サバを焼いて、骨を取り、ほぐす。

2 ボウルに1、タマネギ、Aを加えて混ぜ、30分間おく。器に盛り、青じそをのせる。

**サバ薬膳食材**

サバ文化干し

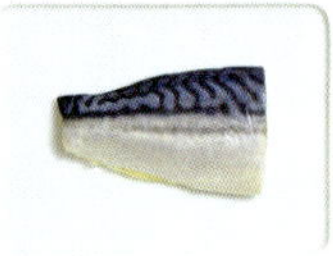

＋

タマネギ

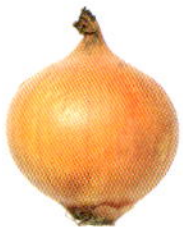

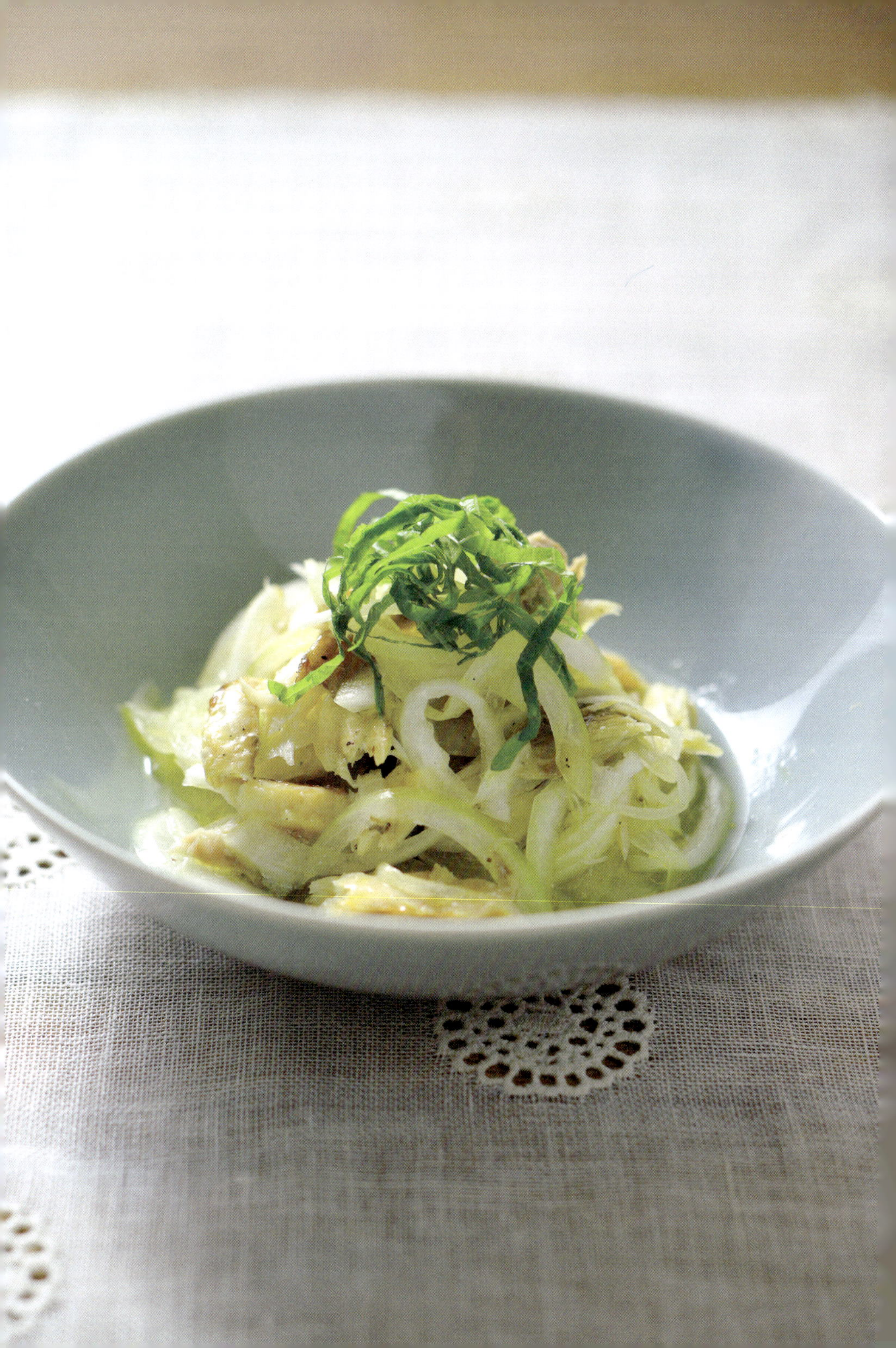

# 焼きサバとチンゲンサイのあえもの

{材料}

焼きサバ(市販品)…1枚
チンゲンサイ…2把
サラダ油…少々

A
しょうゆ…少々
みりん…少々
レモン汁…少々
ショウガ(すりおろし)…少々

{つくり方}

1 チンゲンサイは根元を落とし、葉と茎を分けて切り、茎は縦1/3に切る。

2 鍋に湯を沸かし、サラダ油を入れたら、茎、葉の順に入れ、火が通ったら冷水にとり、ザルにあげて水気をしぼる。

3 ボウルに焼きサバを入れて軽くほぐして、2を加え、Aであえる。

## サバ薬膳食材

焼きサバ

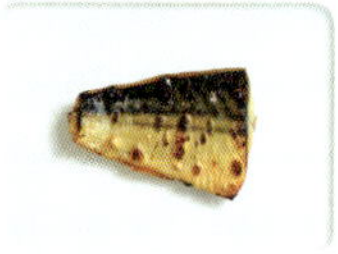

＋

チンゲンサイ

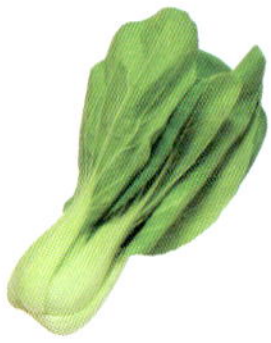

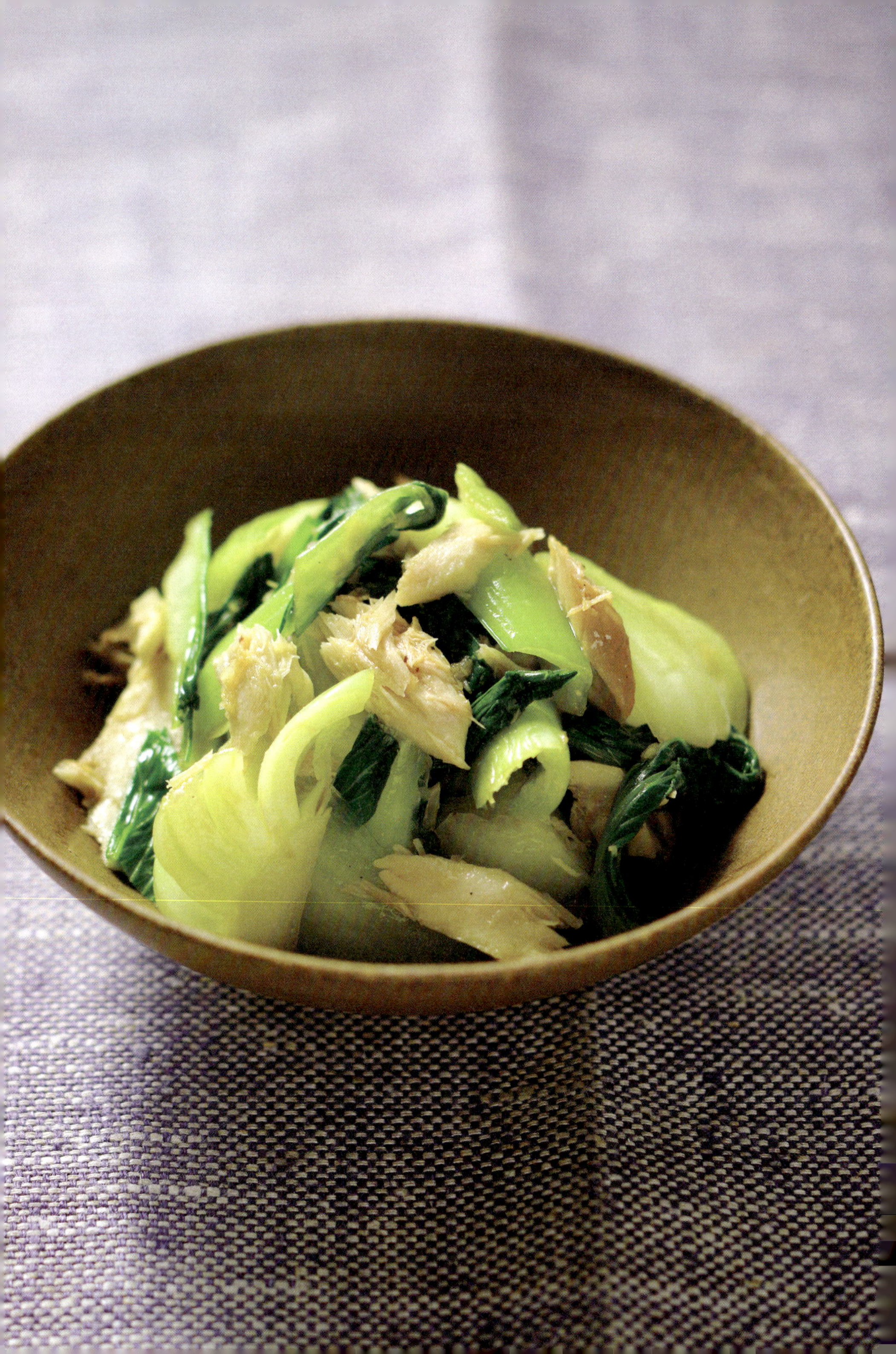

# サバ味噌ピーマン

{材料}

サバ味噌煮缶…１缶

ピーマン（乱切り）…４個

ニンニク…（みじん切り）

サラダ油…適量

ごま油…少々

{つくり方}

**1** フライパンにサラダ油を入れてニンニクを炒め、香りが出たらピーマンを炒める。

**2** **1**にサバの身を缶汁ごと加えて、仕上げにごま油少々をふる。

＊ごはんにのせて丼にするのもおすすめ。

## サバ薬膳食材

サバ味噌煮缶

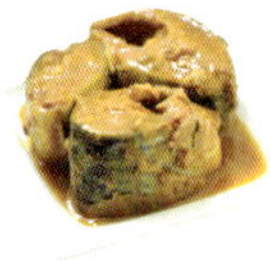

＋

ピーマン

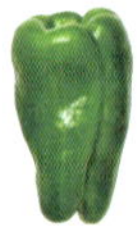

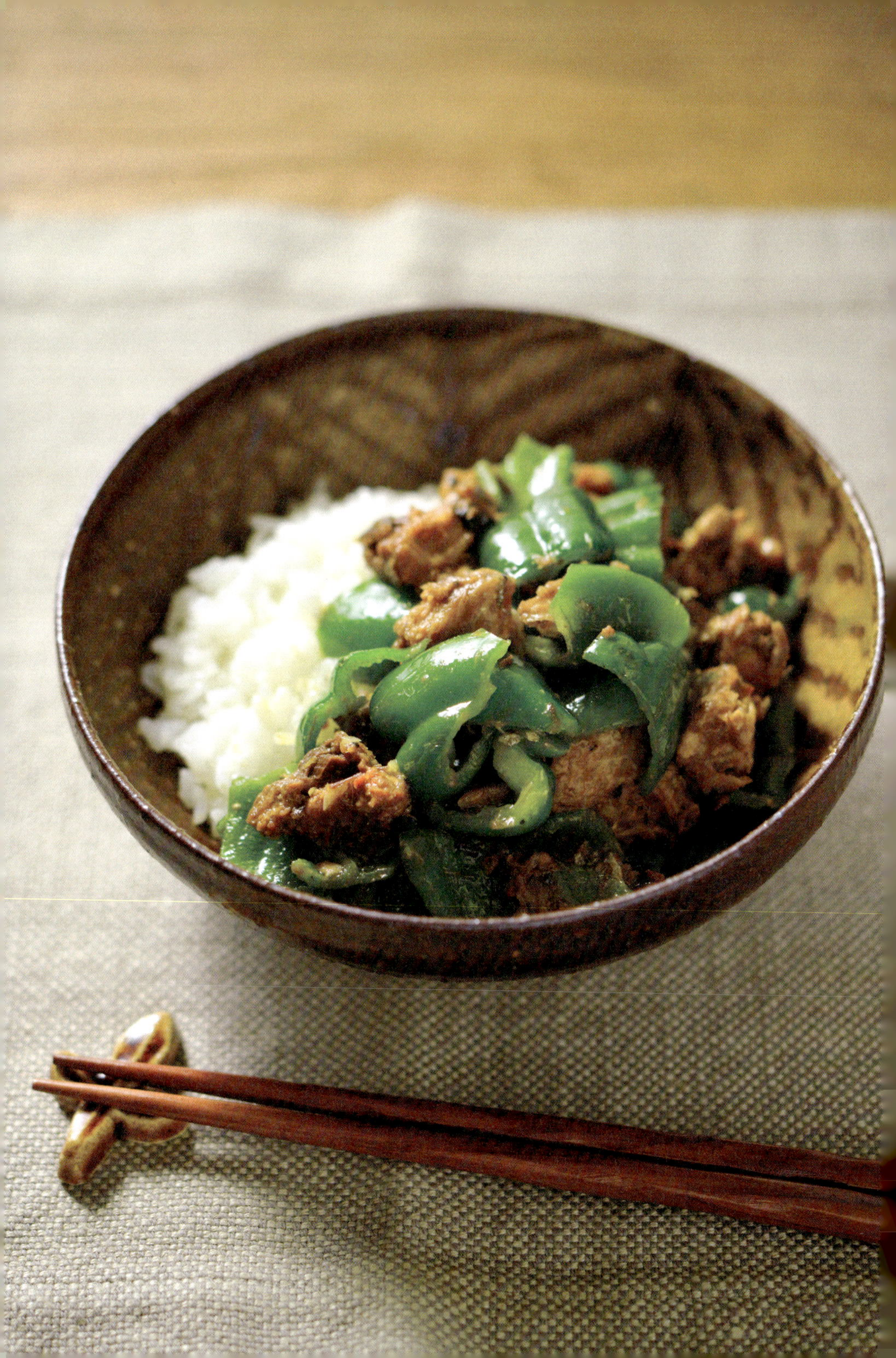

# サバとニラ、もやしのレンジ蒸し

{材料}

サバ水煮缶…1缶

ニラ（4cm程度の長さに切る）…1把

もやし…1袋

ニンニク（スライス）…1かけ

酒…大さじ1

白ごま、こしょう、ラー油、ポン酢…適量

{つくり方}

1 耐熱皿に、もやし、ニラ、ニンニク、サバの身を缶汁ごと入れて酒をふりラップをかけて、電子レンジで3分程度加熱する。

2 1に白ごま、こしょう、ラー油をふって混ぜてから器に盛り、ポン酢で食べる。

### サバ薬膳食材

サバ水煮缶　＋　ニラ

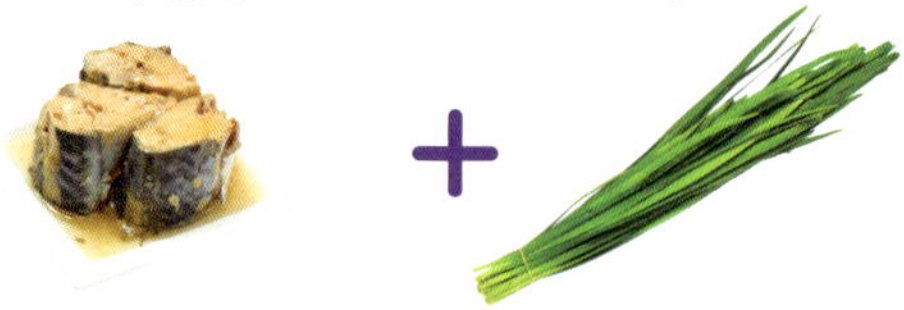

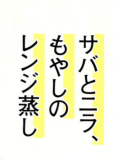

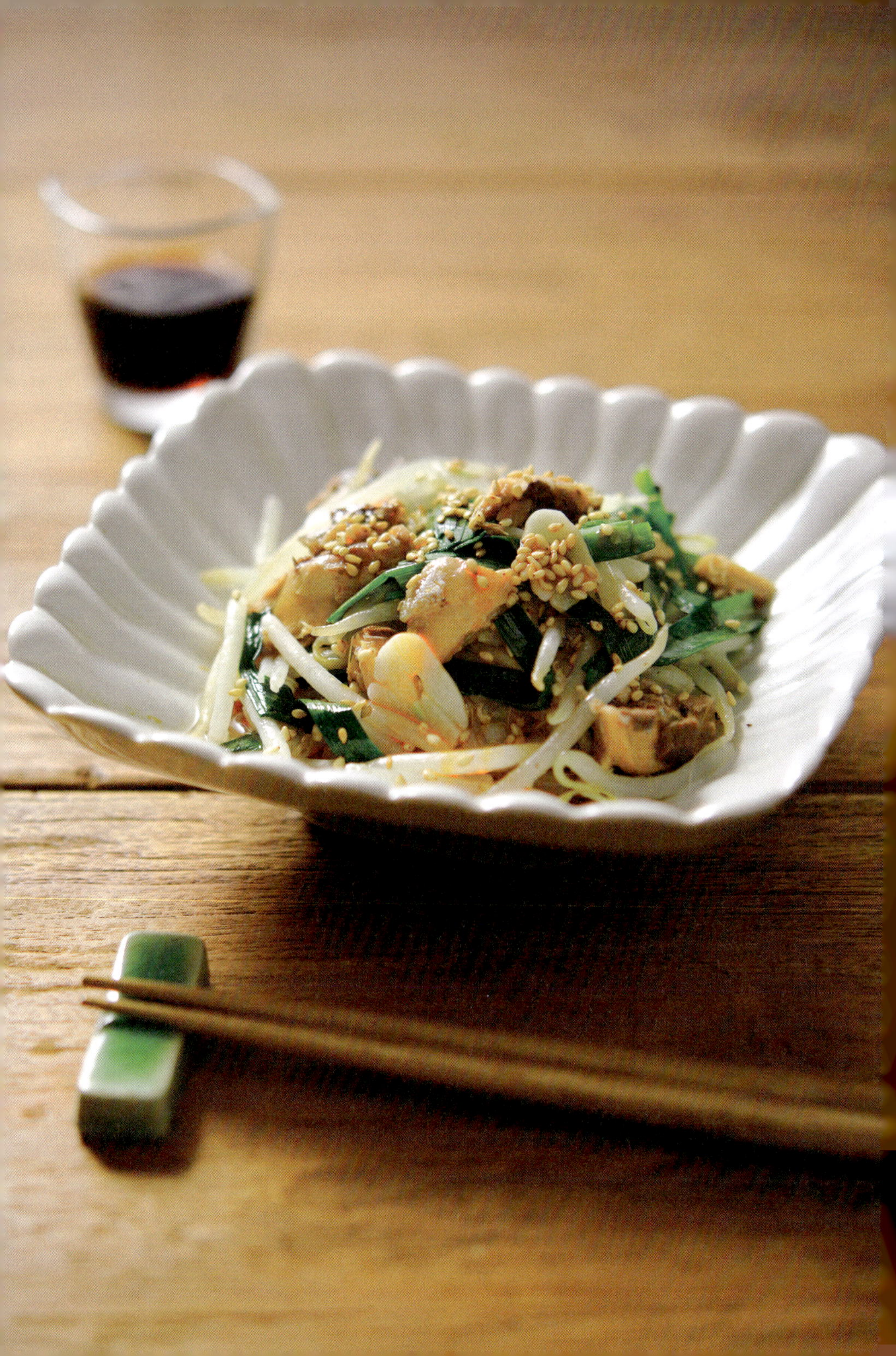

# サバと黒豆のチリビーンズ風

{材料}

サバ水煮缶…1/2缶
タマネギ(みじん切り)…1/2個
パプリカ(1cm角に切る)…1/2個
黒豆(水煮)…150 g
トマト缶…1/2缶(400g)
ニンニク(みじん切り)…少々
ローリエ…1枚
赤ワイン…大さじ3
カレー粉…適量
塩、こしょう…適量
オリーブ油…適量
タバスコ…適量

A ソース…大さじ1/2
　ケチャップ…大さじ1/2

{つくり方}

1 フライパンに油を入れて熱し、ニンニクを炒めて香りが出たらタマネギ、パプリカ、黒豆も加えて炒める。

2 1にトマト缶、サバの身を缶汁ごと入れ、カレー粉、赤ワイン、ローリエ、Aを入れて10分煮たら、塩、こしょうで味をととのえる。お好みでタバスコをふる。

＊ごはんにのせてドライカレー風にしたり、パンにのせても美味しい。野菜と組み合わせてサラダにするのもおすすめ。

### サバ薬膳食材

サバ水煮缶

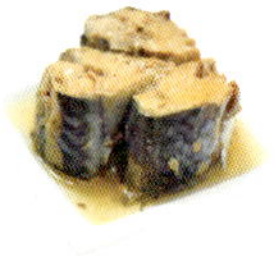

＋ 黒豆

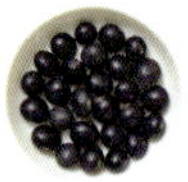

＋ タマネギ

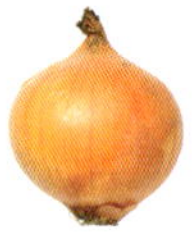

＋ パプリカ

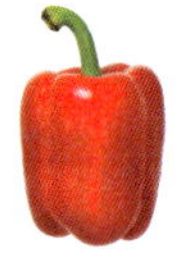

＋ カレー粉(ターメリック)

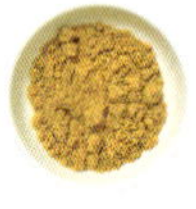

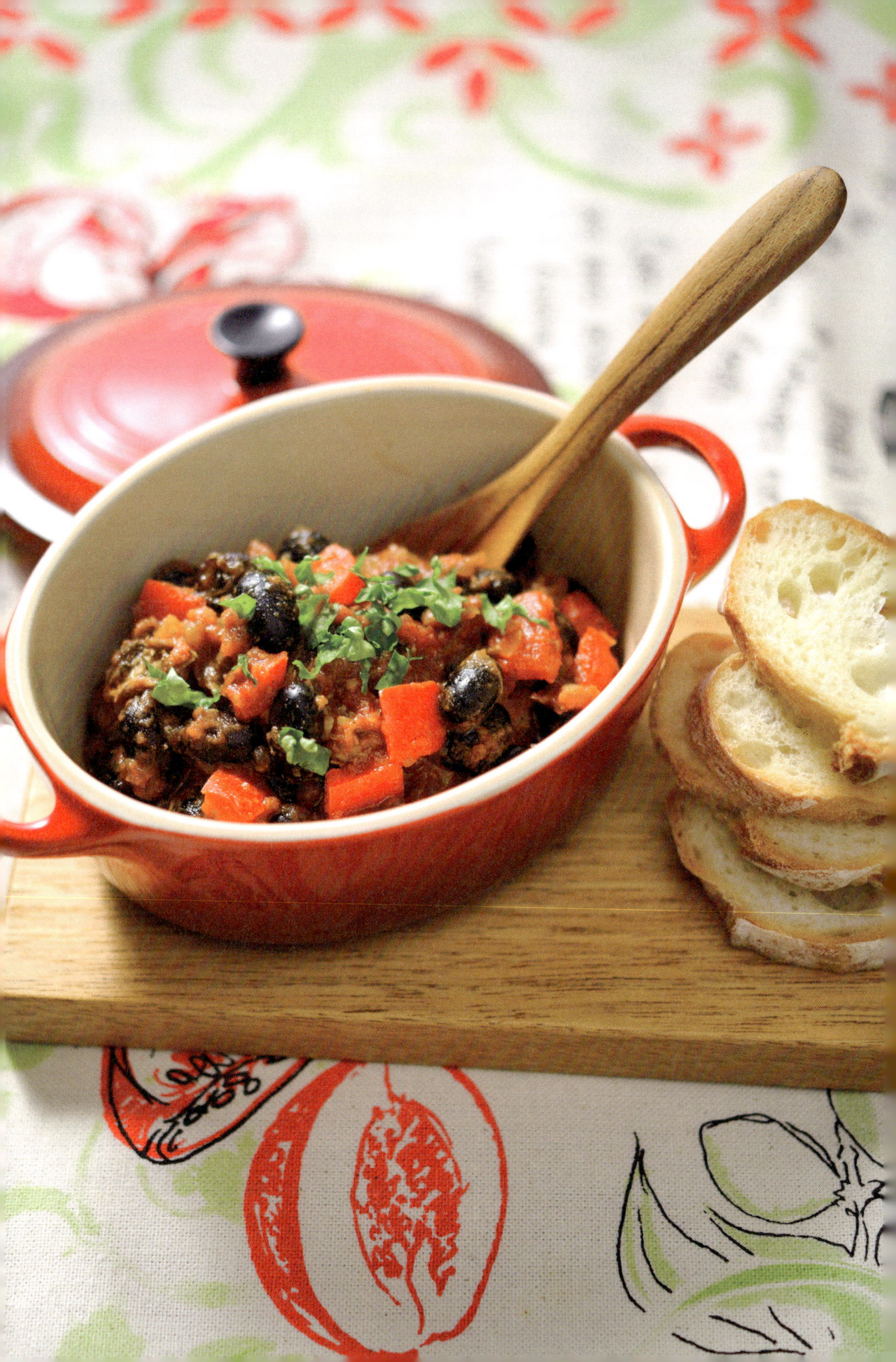

# サバ チャイニーズ スープ

{材料}

サバ水煮缶…１缶
タマネギ(薄切り)…１/4個
パプリカ(薄切り)…１/4個
黒きくらげ(水でも戻し細切り)…２g
ニラ(ザク切り)…1/2把
ショウガ、ニンニク(ともにすりおろし)…各１片分
塩、こしょう…適量
すり黒ごま…適量

A
水…３カップ
酒…大さじ１
しょうゆ…小さじ１
オイスターソース…小さじ１

{つくり方}

1 鍋にAを入れて沸騰したら、サバの身を缶汁ごと加え、タマネギ、パプリカ、黒きくらげ、ショウガ、ニンニクを入れて、野菜に火が通るまで煮る。

2 1にニラを入れてさっと火を通し、塩、こしょうで味をととのえ、すり黒ごまをふる。

### サバ薬膳食材

サバ水煮缶

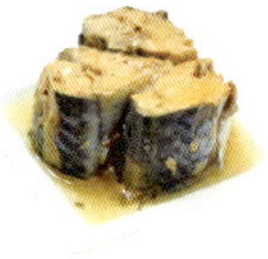

＋

タマネギ

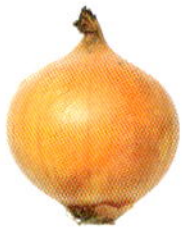

＋

パプリカ

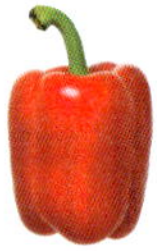

＋

黒きくらげ

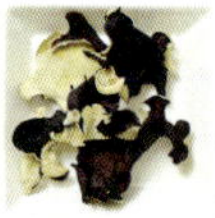

＋

ニラ

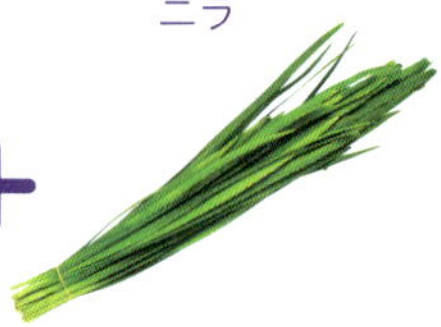

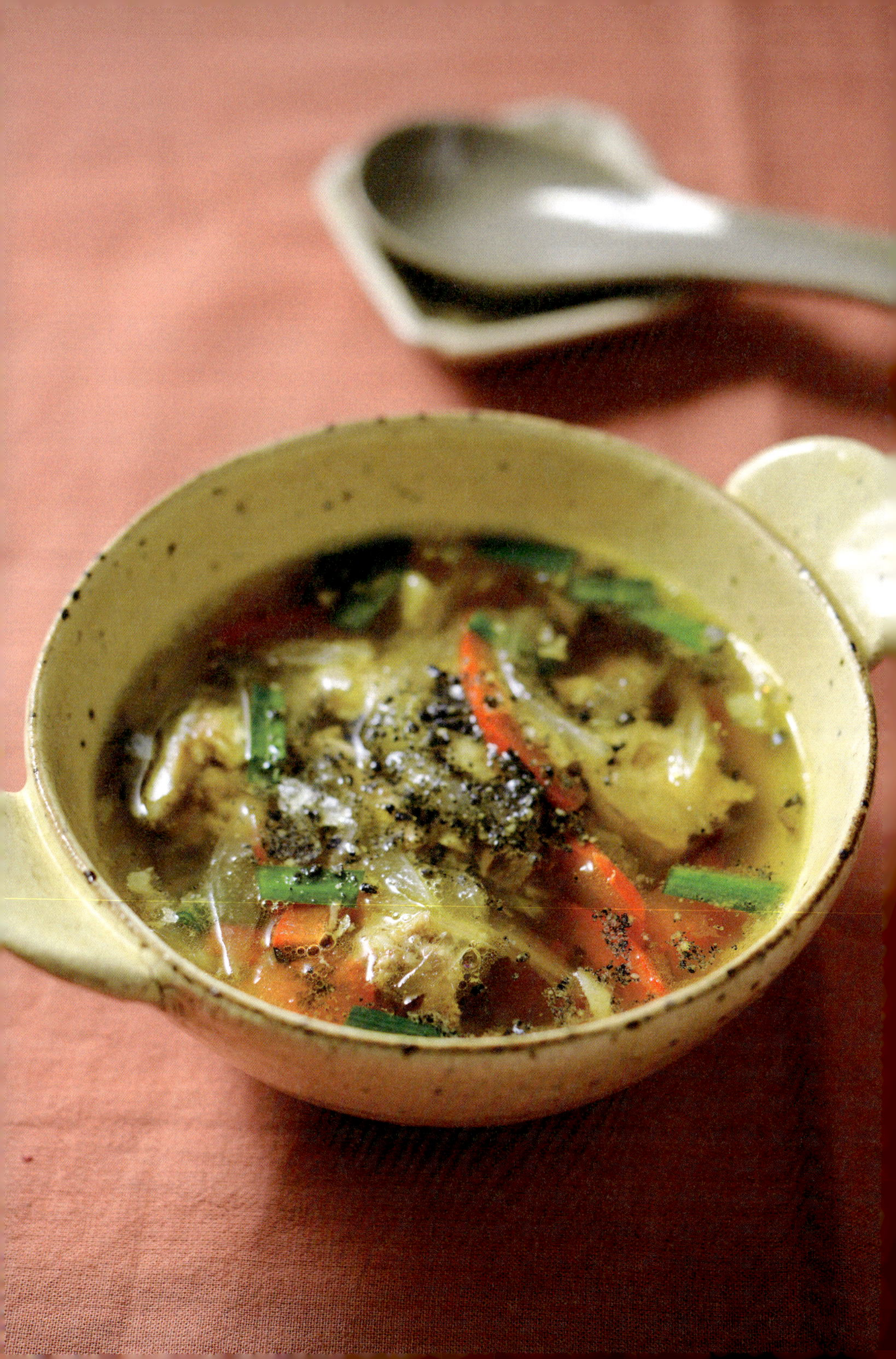

# しめサバとタマネギのワイン蒸し

{材料}

しめサバ（薄切り）…１枚
タマネギ（薄切り）…1/2個
白ワイン…大さじ１
レモン（スライス）…１枚
塩、こしょう…適量
マスタード…適量

{つくり方}

1 耐熱皿にタマネギを入れてその上にしめサバを並べ、レモンをのせてラップをかけてワインをふり、電子レンジで3分加熱する。

2 1に塩、こしょうをふり、マスタードを添える。

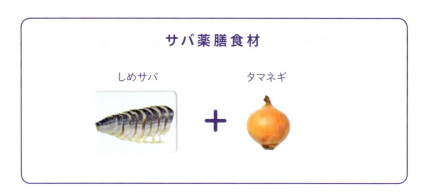

## サバ薬膳食材

しめサバ

＋

タマネギ

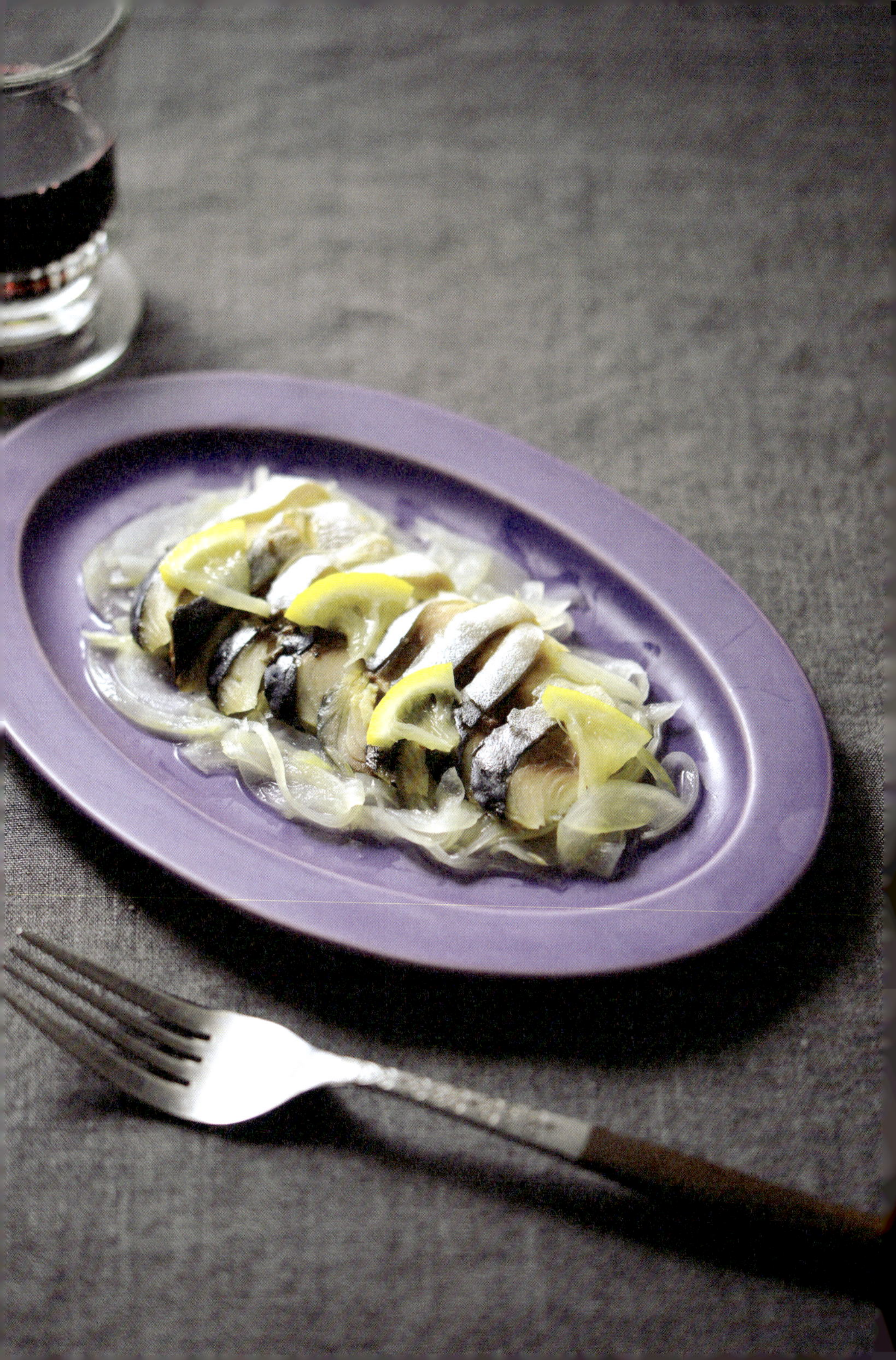

# サバのスパイシーリゾット

{材料}

サバ水煮缶…1/2缶
トマトジュース(食塩無添加)…１カップ
水…1/2カップ
タマネギ(薄切り)…1/2個
パプリカ(薄切り)…1/4個
ニンニク(みじん切り)…少々
パセリ(みじん切り)…適量

A ソース…小さじ２
しょうゆ…小さじ１

カレー粉…小さじ1/2
ごはん…１膳
オリーブ油…適量
塩、こしょう…適宜

{つくり方}

1 鍋に油を入れて熱し、ニンニク、タマネギ、パプリカを炒めたらカレー粉をふり、トマトジュース、水、A、サバの身を缶汁ごと加え、5分程度煮る。

2 1にごはんを入れ、沸騰したら火を弱め2、3分程度煮たら、塩、こしょうで味をととのえて器に盛り、パセリを散らす。

**サバ薬膳食材**

サバ水煮缶

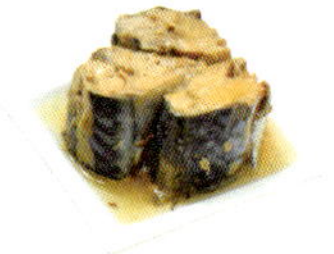

＋

タマネギ

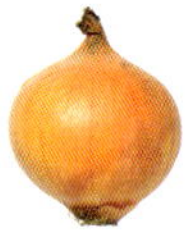

＋

パプリカ

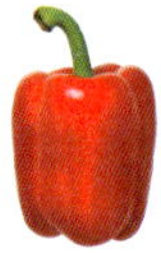

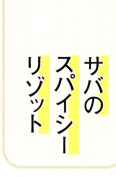

＋

カレー粉(ターメリック)

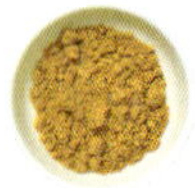

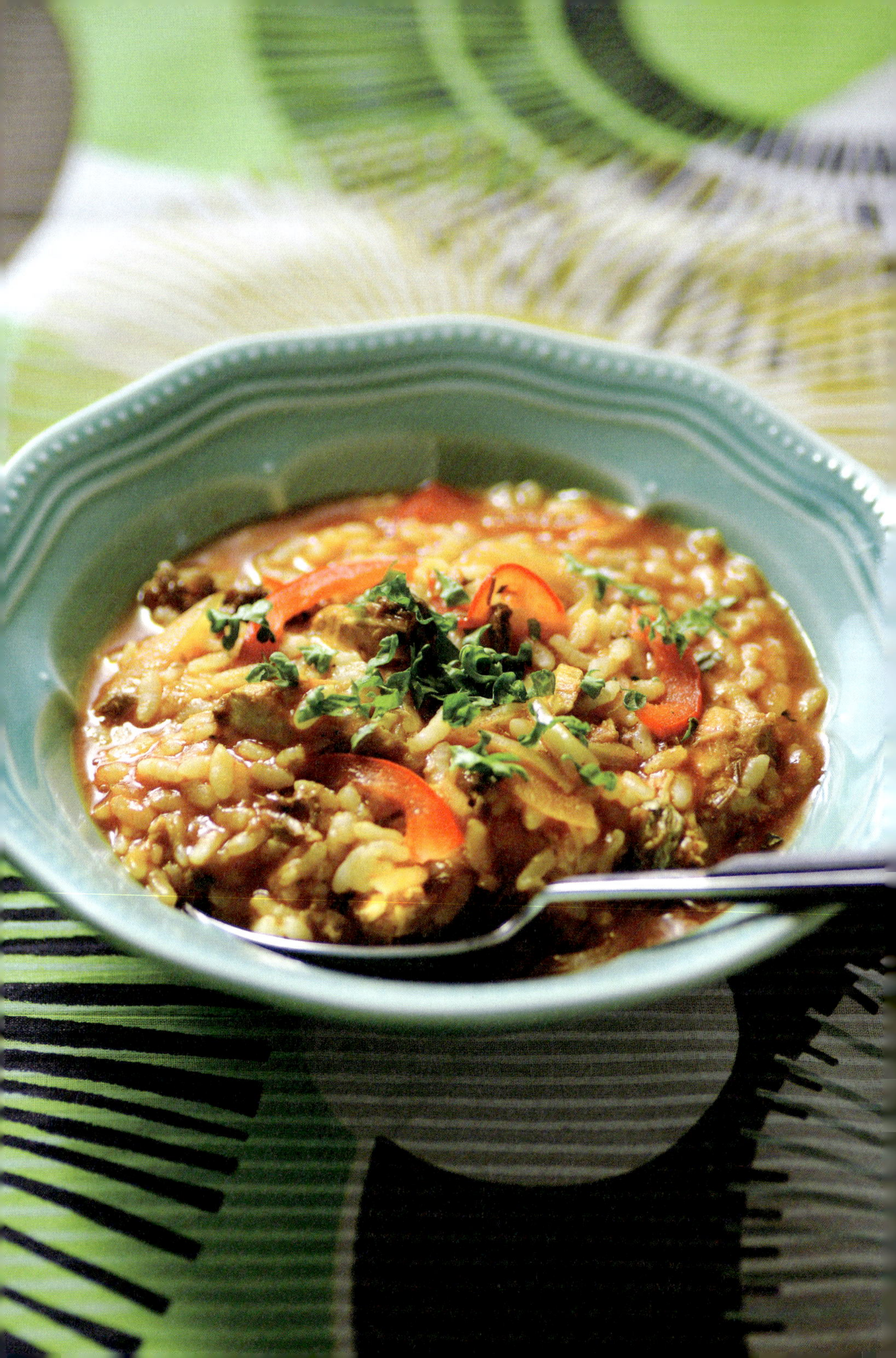

# サバオニオン チーズトースト

{材料}

サバ水煮缶…1/2缶
食パン…２枚
タマネギ（薄切り）…1/4個
スライスチーズ…２枚
マスタード…大さじ２

{つくり方}

1 サバの身とマスタードをよく混ぜる。

2 食パンに1、タマネギ、スライスチーズを1枚のせてオーブントースターで焼く。

**サバ薬膳食材**

サバ水煮缶

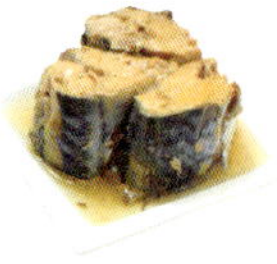

＋

タマネギ

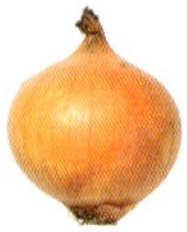

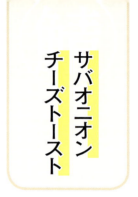

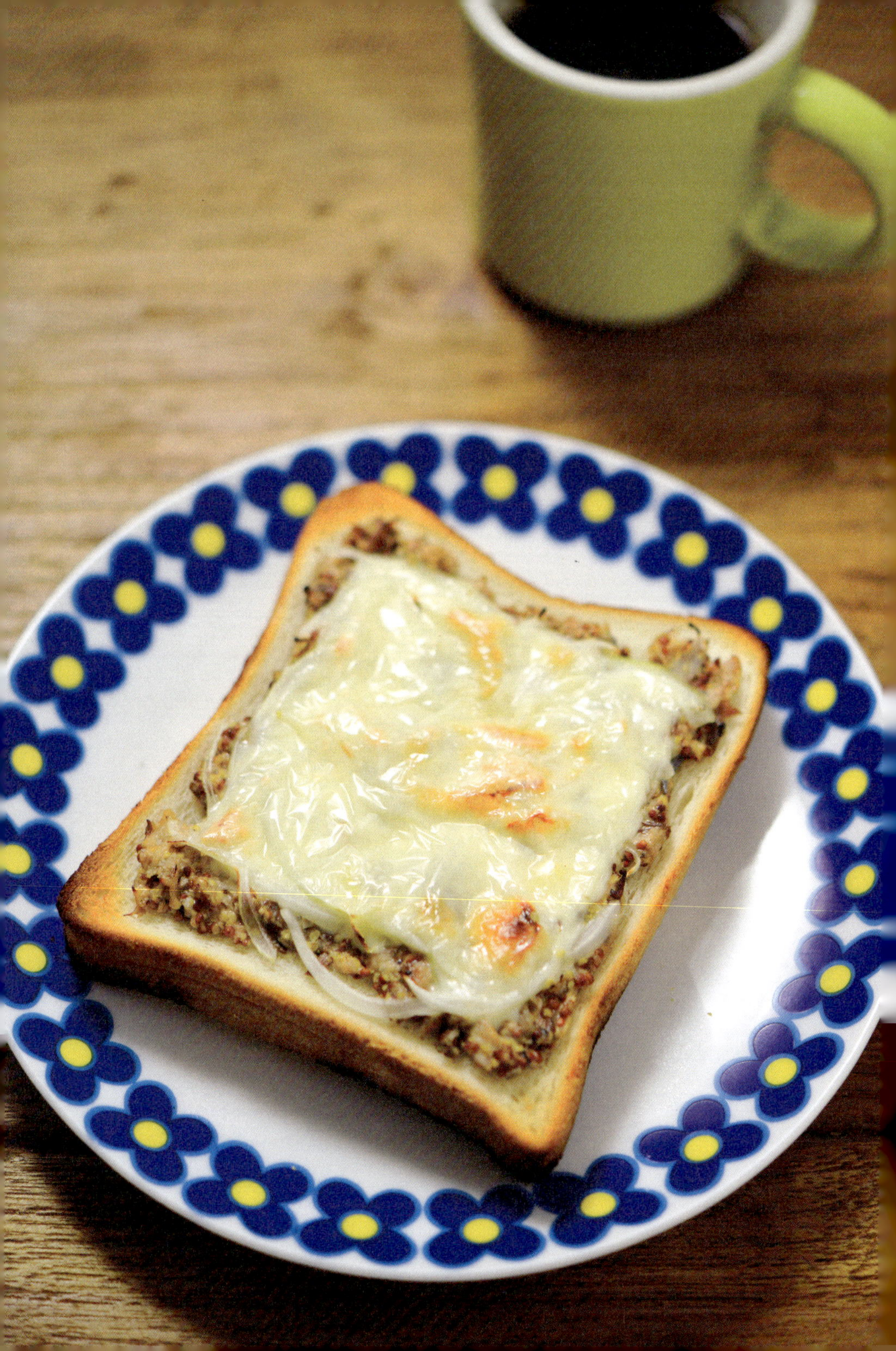

# サバと豆腐、チンゲンサイの塩昆布蒸し

{材料}

サバ水煮缶…1/2缶

木綿豆腐(水切りして、2㎝角に切る)…1/2丁

チンゲンサイ

(葉と軸に切り分け、食べやすく切る)…1株

塩昆布…大さじ2

白すりごま…適量

{つくり方}

1 耐熱皿に木綿豆腐、チンゲンサイ、サバの身を缶汁ごと入れて塩昆布を加え、軽く混ぜてラップをかけ、電子レンジで5分加熱する。

2 白すりごまをふりかける。

## サバ薬膳食材

サバ水煮缶

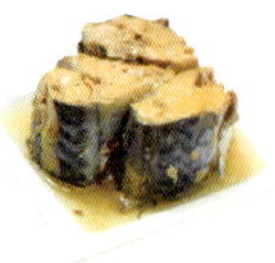

＋

チンゲンサイ

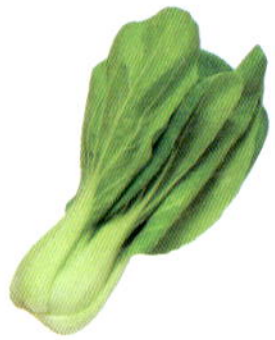

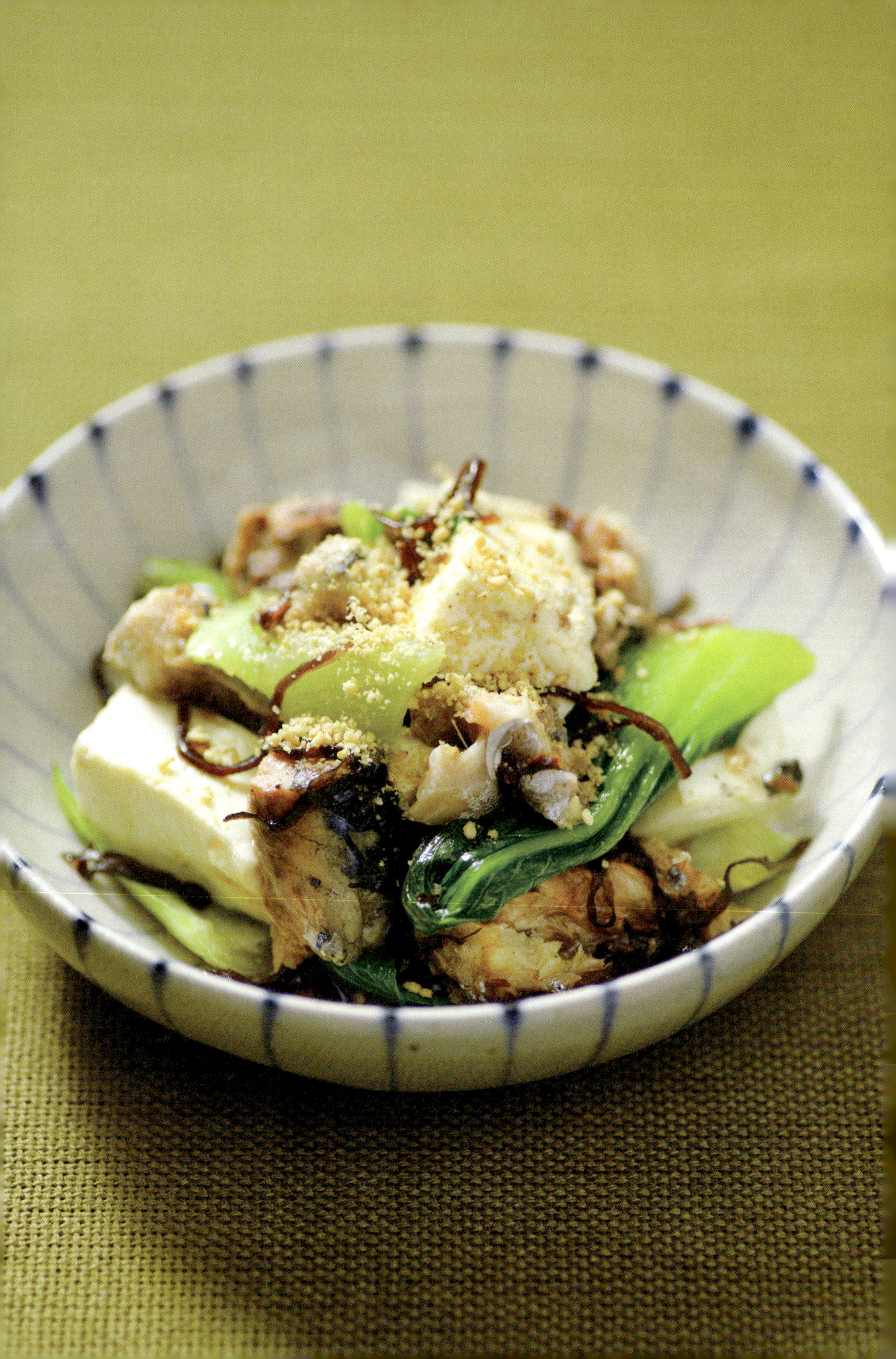

# サバとニラのおひたし

{材料}

サバ水煮缶…1/4缶

ニラ…1/2把

しょうゆ、からし、黒すりごま…適量

{つくり方}

1 ニラをゆでて水にとってざるにあげてしぼり、食べやすく切る。

2 1をボウルに入れてサバの身も加え、しょうゆ、からしを入れてあえる。器に盛り、黒すりごまをふる。

＊からしをきかせたほうが美味しい。納豆を入れるのもおすすめ。

## サバ薬膳食材

サバ水煮缶

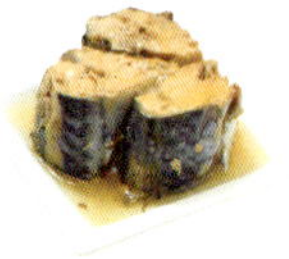

＋

ニラ

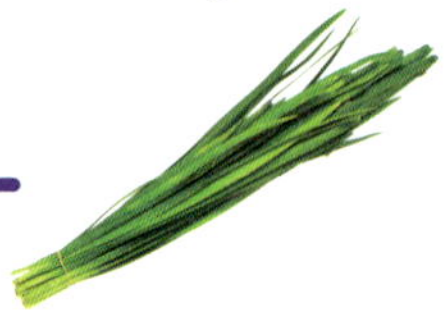

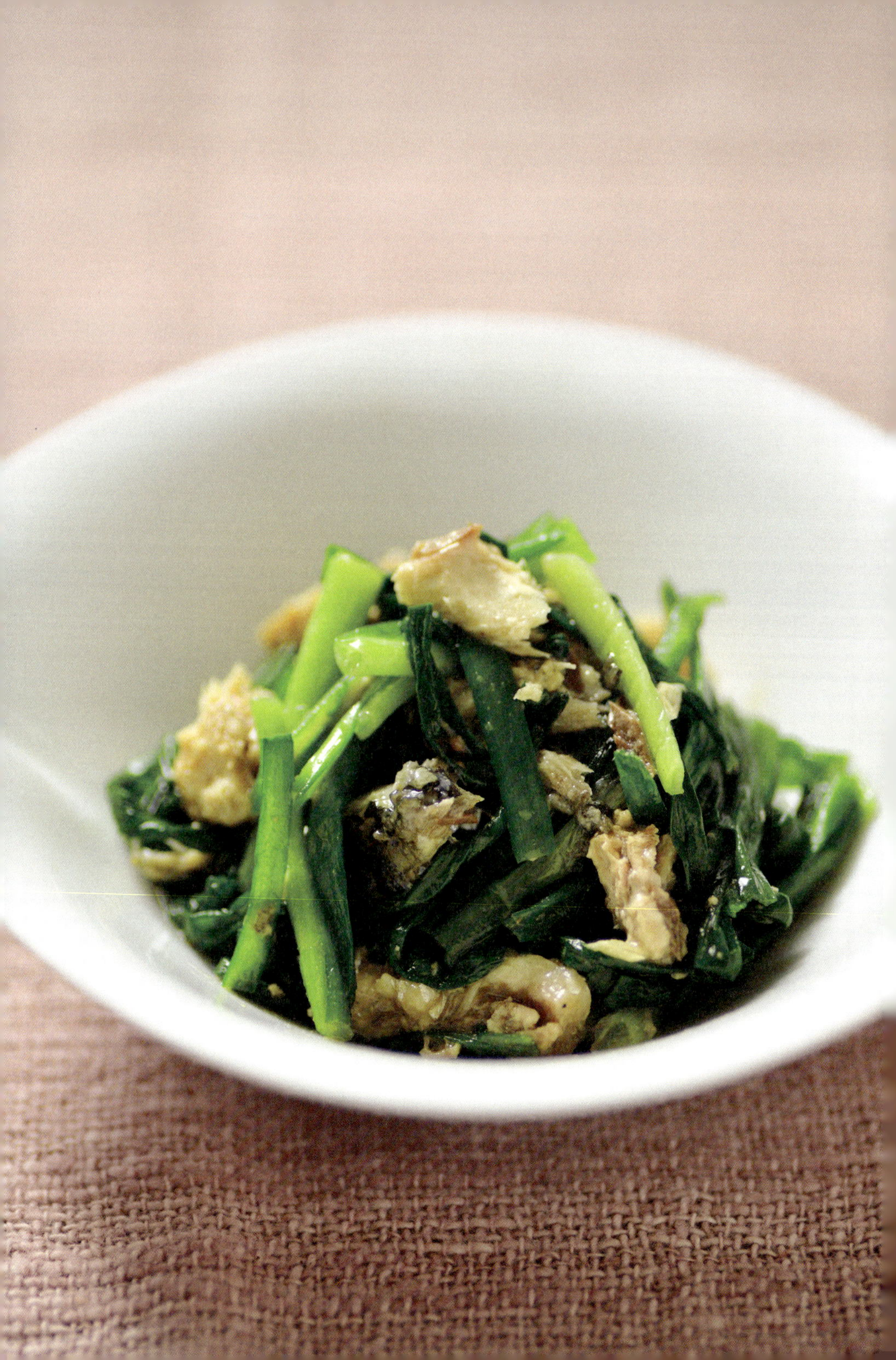

# サバとピーマン、黒きくらげのきんぴら

{材料}

サバ水煮缶…1/2缶

ピーマン(細切り)…４個

黒きくらげ(水で戻したものか、生を細切り)…５g

A
- しょうゆ…大さじ１
- 酒大さじ…１
- みりん…大さじ１

ごま油…適量

{つくり方}

1 フライパンに油を入れて熱し、ピーマン、黒きくらげを炒め、火が通ったらサバの身を缶汁ごと入れてさらに炒める。

2 1にAを加えて全体を混ぜる。

**サバ薬膳食材**

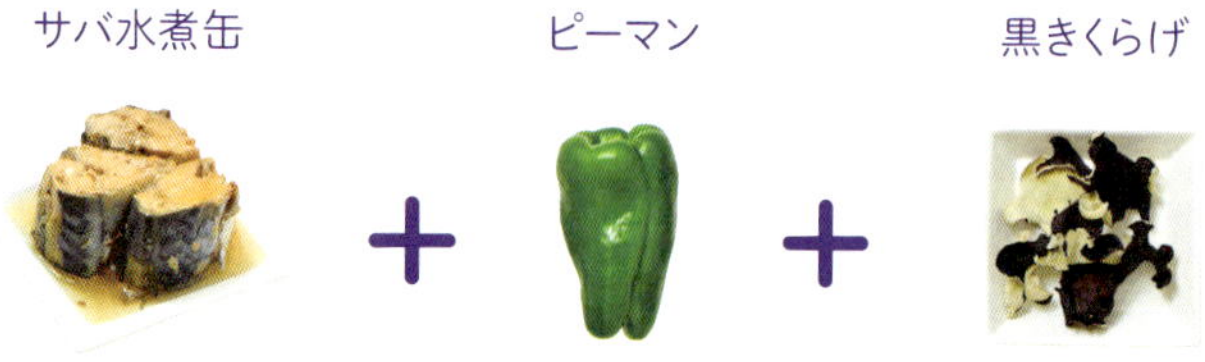

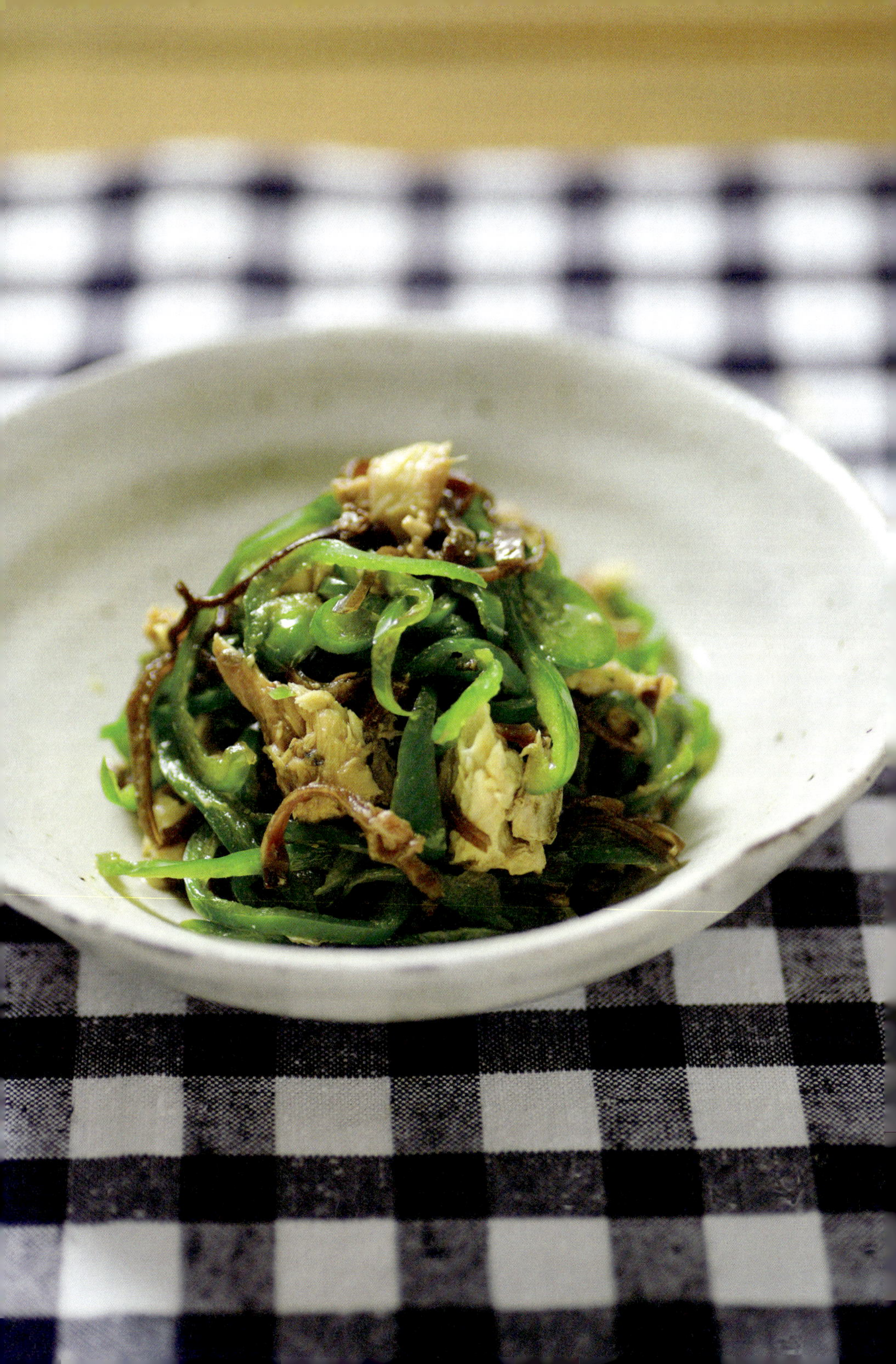

# サバとタマネギの雑炊

{材料}

サバ水煮缶…1/2缶
タマネギ(薄切り)…1/4個
ショウガ(すりおろし)…少々
水…1.5カップ
しょうゆ…適量
ごはん…１膳

{つくり方}

**1** 鍋にタマネギ、サバの身を缶汁ごと入れて、水、ショウガを加えて火にかける。

**2** 1が煮立ったらごはんを入れて、しばらく煮たらしょうゆで味をととのえる。

＊薬味に、白すりごま、もみのりを添えても美味しい。あっさりした味わいなので、わさびを加えても美味しい。

### サバ薬膳食材

サバ水煮缶

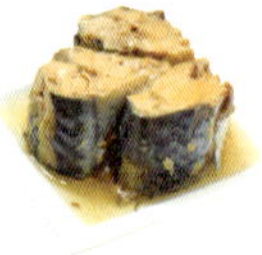

＋

タマネギ

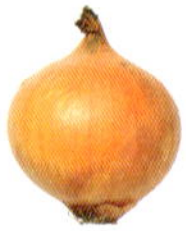

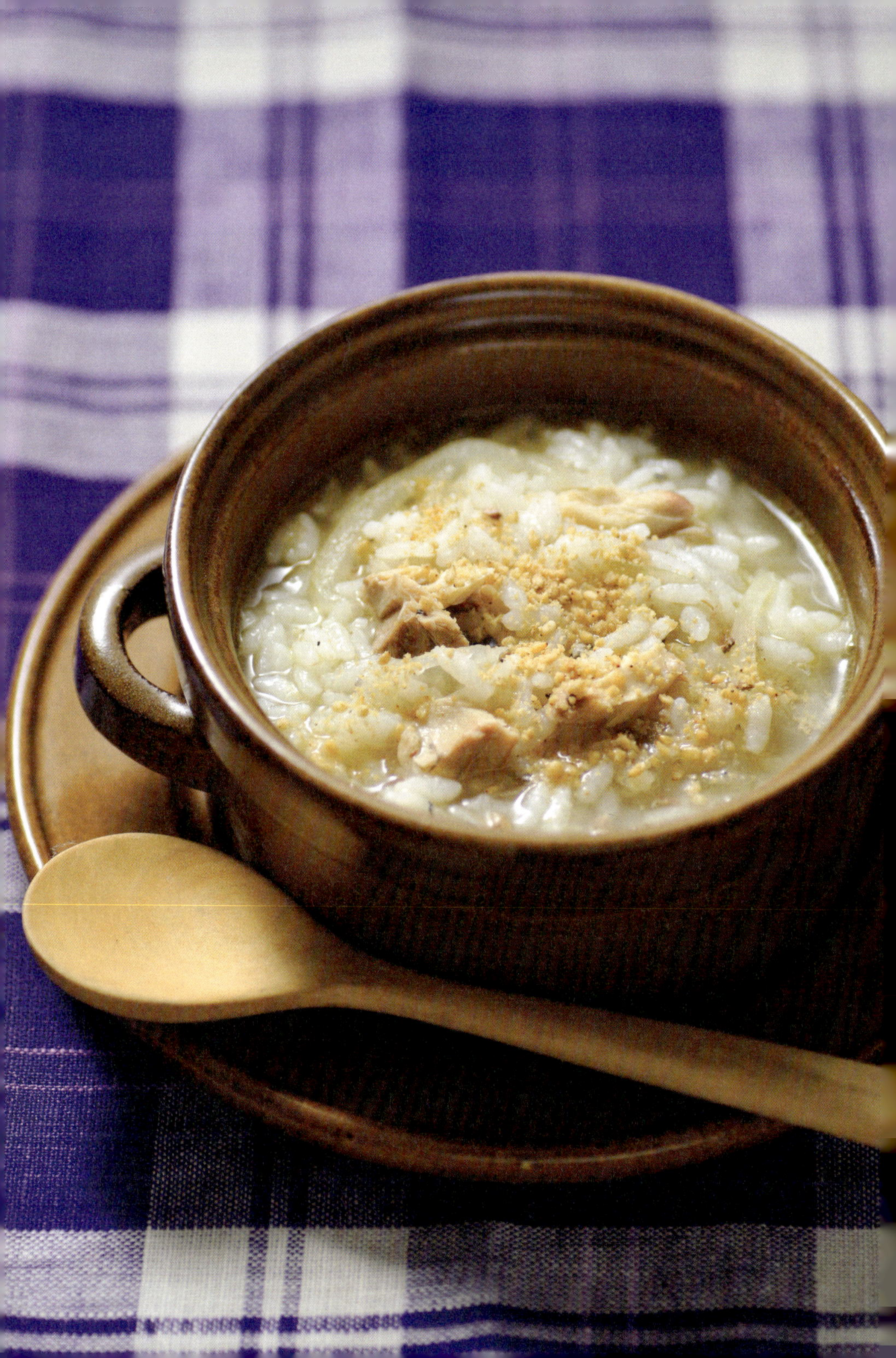

# サバ ニラたま汁

{材料}

サバ水煮缶…1/2缶
水… 2 カップ
ショウガ(すりおろし)…少々

A
- 酒…大さじ 1
- しょうゆ…小さじ 1
- 鶏がらスープの素…少々

ニラ(4 cm 長さに切る)…1/2把
卵… 2 個

{つくり方}

1 鍋に水、ショウガ、A、サバの身を缶汁ごと加えて熱する。

2 1にニラ、卵を溶いて回しかけ、火を止める。

## サバ薬膳食材

サバ水煮缶　＋　ニラ

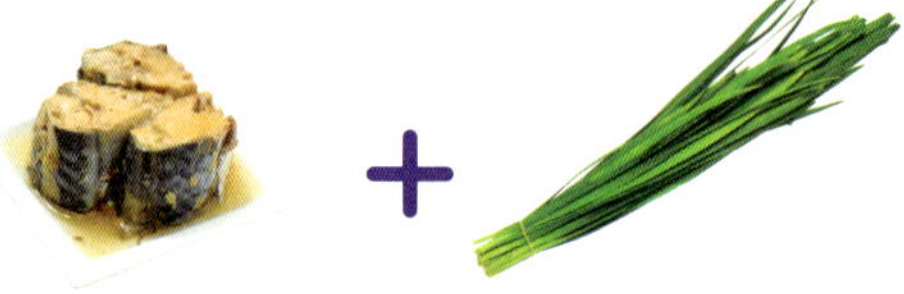

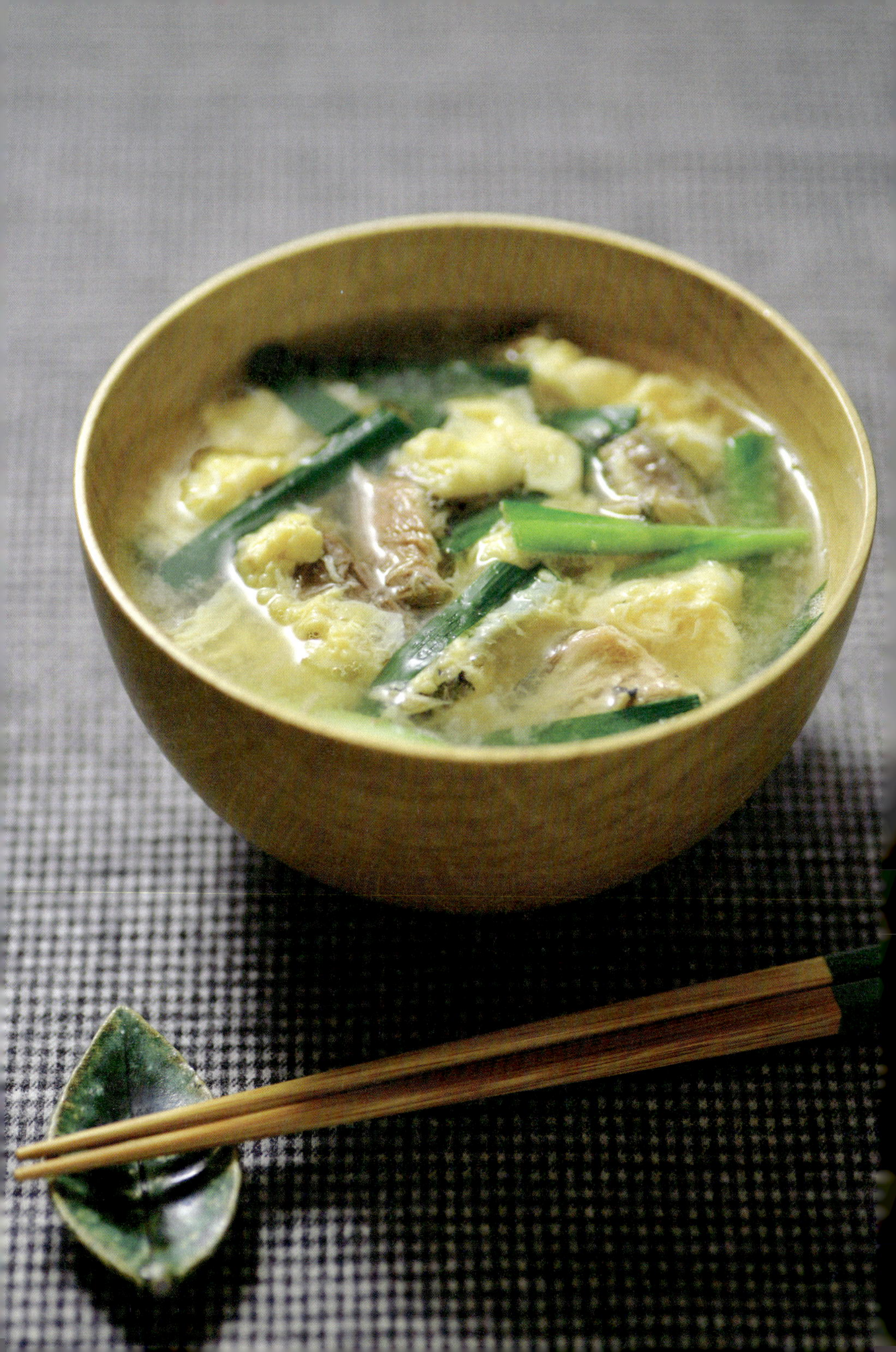

# サバキムチ鍋

{材料}

サバ水煮缶…1缶
キムチ…200g
長ネギ(斜め薄切り)…1/2本
黒きくらげ(水で戻して薄切り)…2g
もやし…1/4袋
ニラ(ざく切り)…1/2把
ショウガ、ニンニク(すりおろし)…各少々
酒…大さじ1
しょうゆ…大さじ1
水…3カップ
ごま油…少々
塩、こしょう…適量
白すりごま…適量

{つくり方}

1 鍋にサバの身を缶汁ごと入れ、キムチ、長ネギ、黒きくらげ、ショウガ、ニンニク、水、しょうゆ、酒を加えて5分煮る。

2 1にもやし、ニラを加えてひと煮立ちさせたらごま油をふり、塩、こしょうで味をととのえ、白すりごまをふる。

## サバ薬膳食材

サバ水煮缶

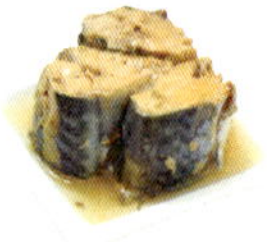

＋

ニラ

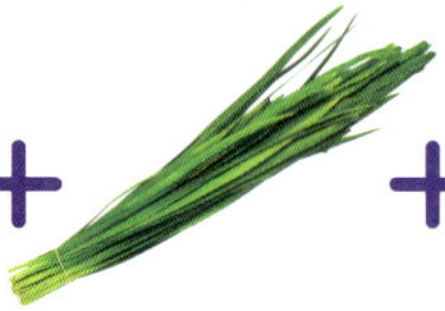

＋

黒きくらげ

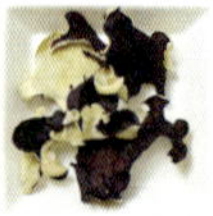

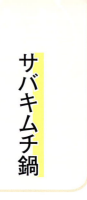

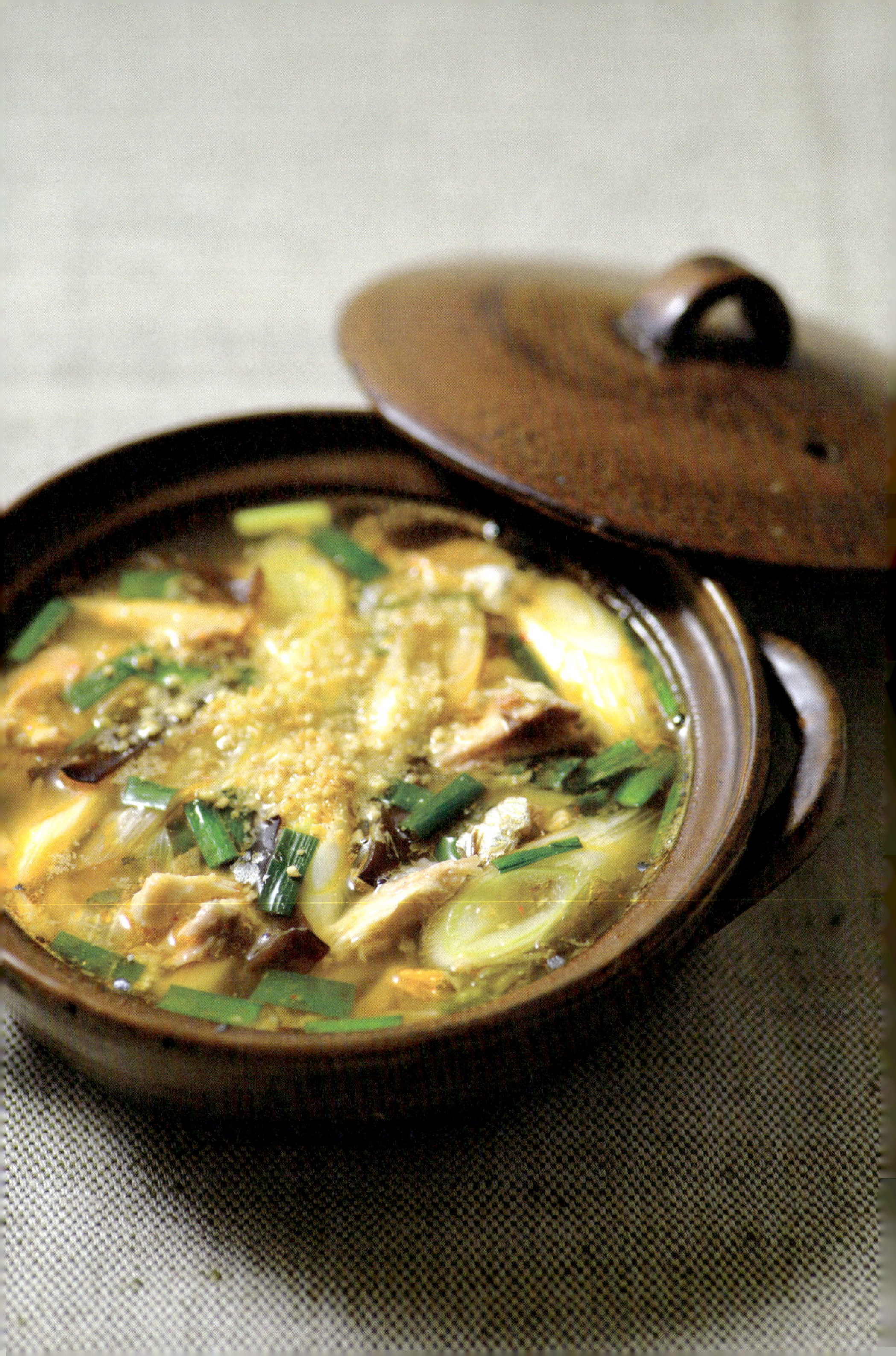

Column

## サバと酢のダブルパワー！　もっと「しめサバ」を使おう

手軽にサバを取り入れるために、もっと使いこなしていただきたいのが「しめサバ」。加熱していないので、ＤＨＡ（ドコサヘキサエン酸）、ＥＰＡ（エイコサペンタエン酸）が流出することなく、栄養たっぷり。しめサバ作りに欠かせない酢には内臓脂肪を減らしたり、血中脂質を低下させる作用や高血圧抑制・低下作用もあります。サバと酢、ダブルのパワーを得ることができるのです。

おつまみのイメージが高いしめサバですが、多彩なアレンジが可能です。

かつてわたしは、しめサバ製造が盛んな青森県八戸市「武輪水産」の武輪俊彦社長に「しめサバは生ハムのイメージで使えます」とお伺いしたことがありました。確かに、ベビーリーフなどのサラダにのせたり、チーズやアボカドと組み合わせれば、ワインのお供にもぴったりのオードブルになります。

レシピでもご紹介しましたが、焼いても美味しくいただけます。タマネギ、きのこなどの野菜と一緒にレンジで加熱すれば、野菜にもサバの旨みと酸味が加わったさわやかな一品が完成。オリーブ油やドレッシングであえると、パンとの相性もバッチリ。美味しい「しめサバサンド」ができあがります。さまざまな料理で「しめサバ薬膳」を実践しましょう。

2章

# のせるだけ、まぜるだけの「お手軽サバ薬膳」レシピ

# サバとらっきょうのディップ

{材料}

サバ水煮缶…1/2缶
塩らっきょう(粗く刻む)…10粒
ヨーグルト…大さじ１と1/2
カレー粉…小さじ1/2
ニンニク(すりおろし)…少々
クミン(パウダー)…少々
ウスターソース…少々
塩、こしょう…適量

{つくり方}

缶汁を切ったサバとすべての材料を混ぜ合わせる。お好みでバゲットを添える。

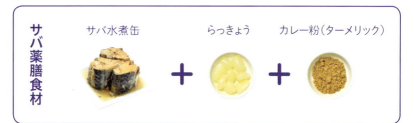

**サバ薬膳食材**

サバ水煮缶

＋

らっきょう

＋

カレー粉(ターメリック)

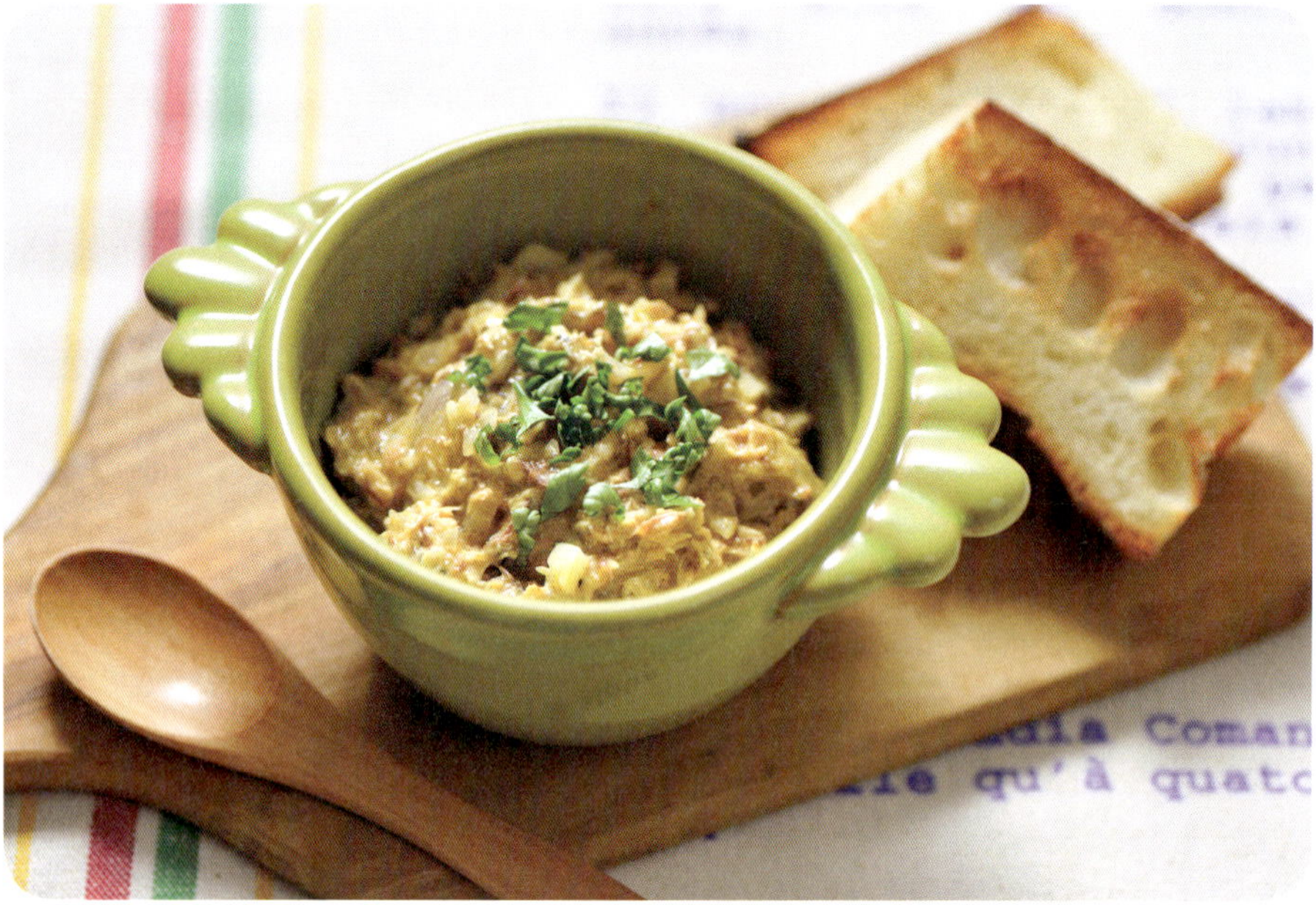

# サバの中華ピーマン丼

{材料}

サバ水煮缶…1/2缶
ピーマン(みじん切り)… 3 個
ごはん… 2 膳
ゴマ油、しょうゆ、ラー油…適量

{つくり方}

器にごはんを盛り、缶汁を切ったサバ、ピーマンをのせ、ゴマ油、しょうゆ、ラー油をかける。

**サバ薬膳食材**

サバ水煮缶

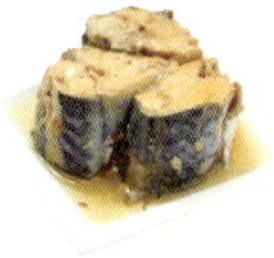

＋

ピーマン

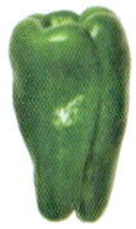

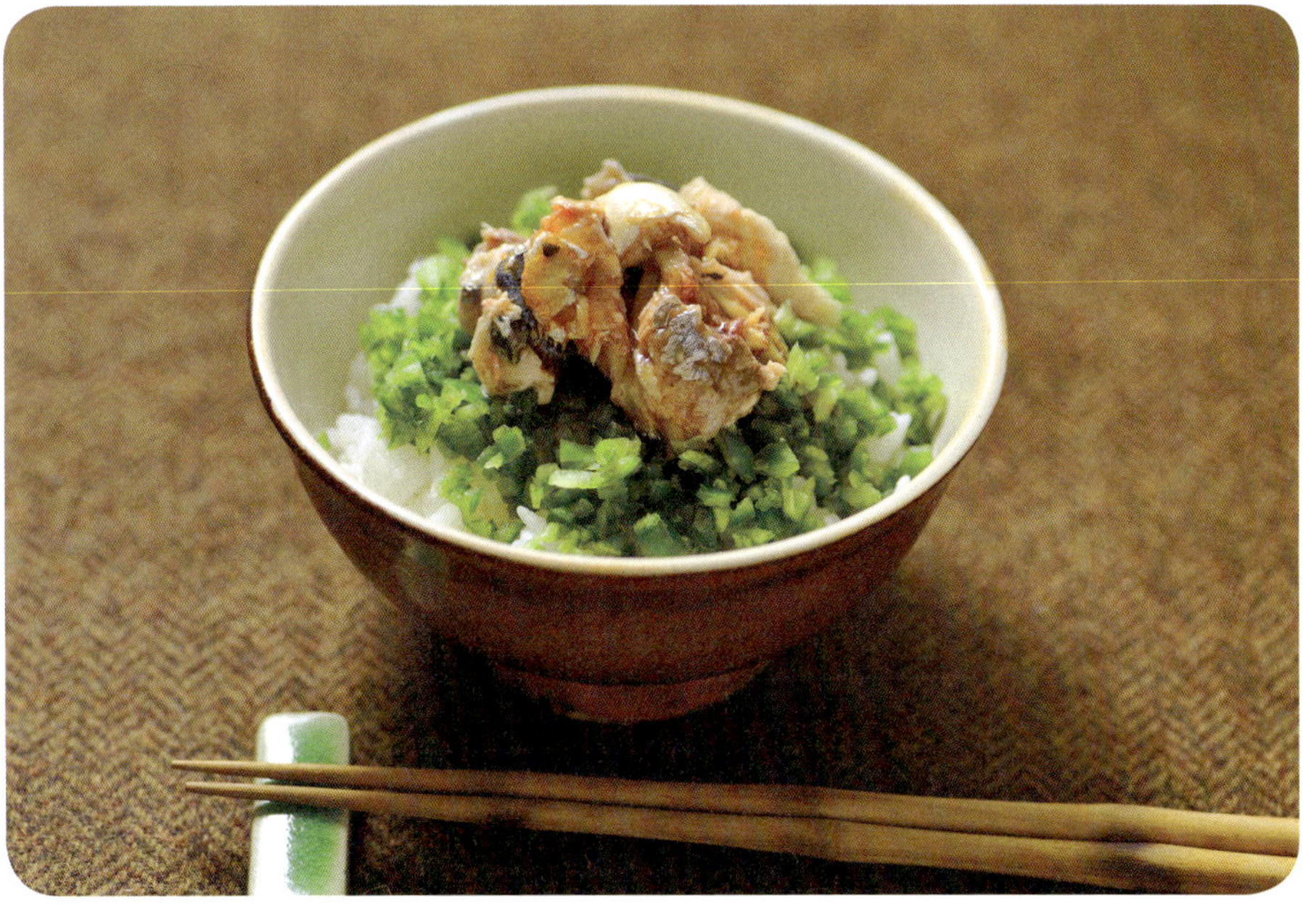

# サバらっきょうのり巻き

{材料}

サバ水煮缶…1/2缶
塩らっきょう(薄切り)…8粒
しょうゆ、マヨネーズ…適量
酢飯、のり…適量

{つくり方}

1 缶汁を切ったサバ、らっきょうと合わせて、しょうゆ、マヨネーズであえる。

2 1を酢飯、のりで巻く。

**サバ薬膳食材**

サバ水煮缶

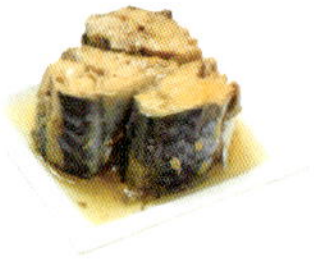

＋

らっきょう

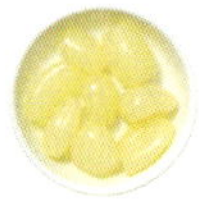

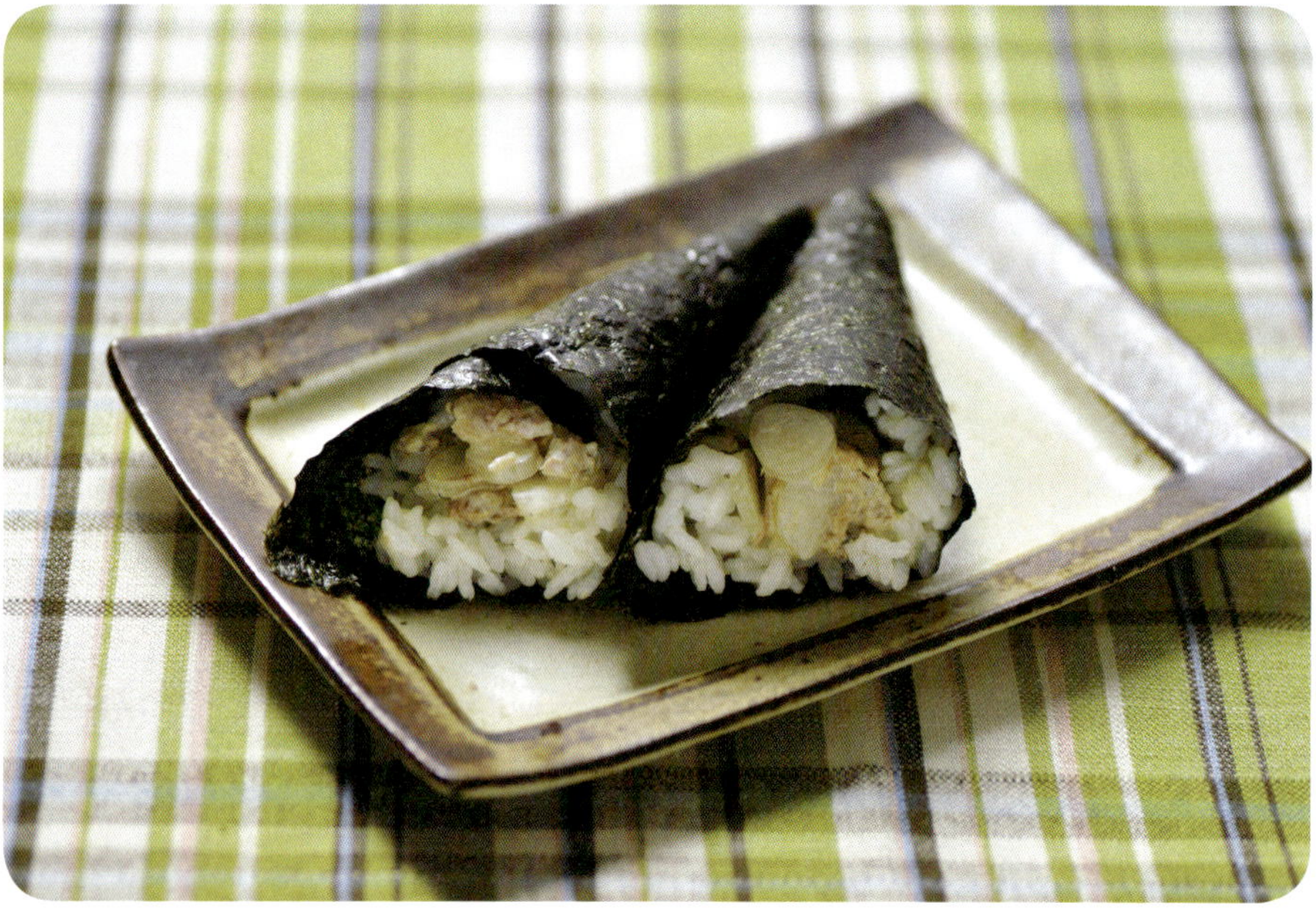

# サバニラ月見丼

{材料}

サバ水煮缶…1/2缶
ニラ…1/2把
しょうゆ、豆板醤、ごま油…適量
ごはん…2膳
卵黄…2個

{つくり方}

1 ニラをねばりが出るまでよく叩き、缶汁を切ったサバ、しょうゆ、豆板醤、ごま油を入れてあえる。

2 器にごはんを盛り、1、卵黄をのせる。

**サバ薬膳食材**

サバ水煮缶

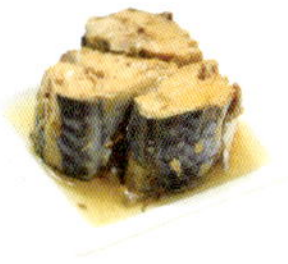

＋

ニラ

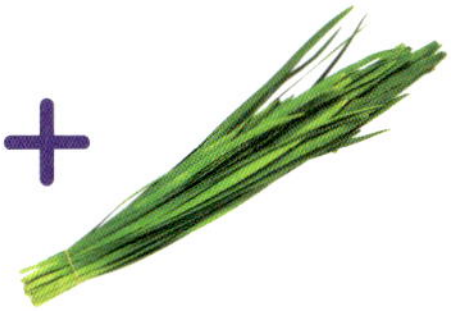

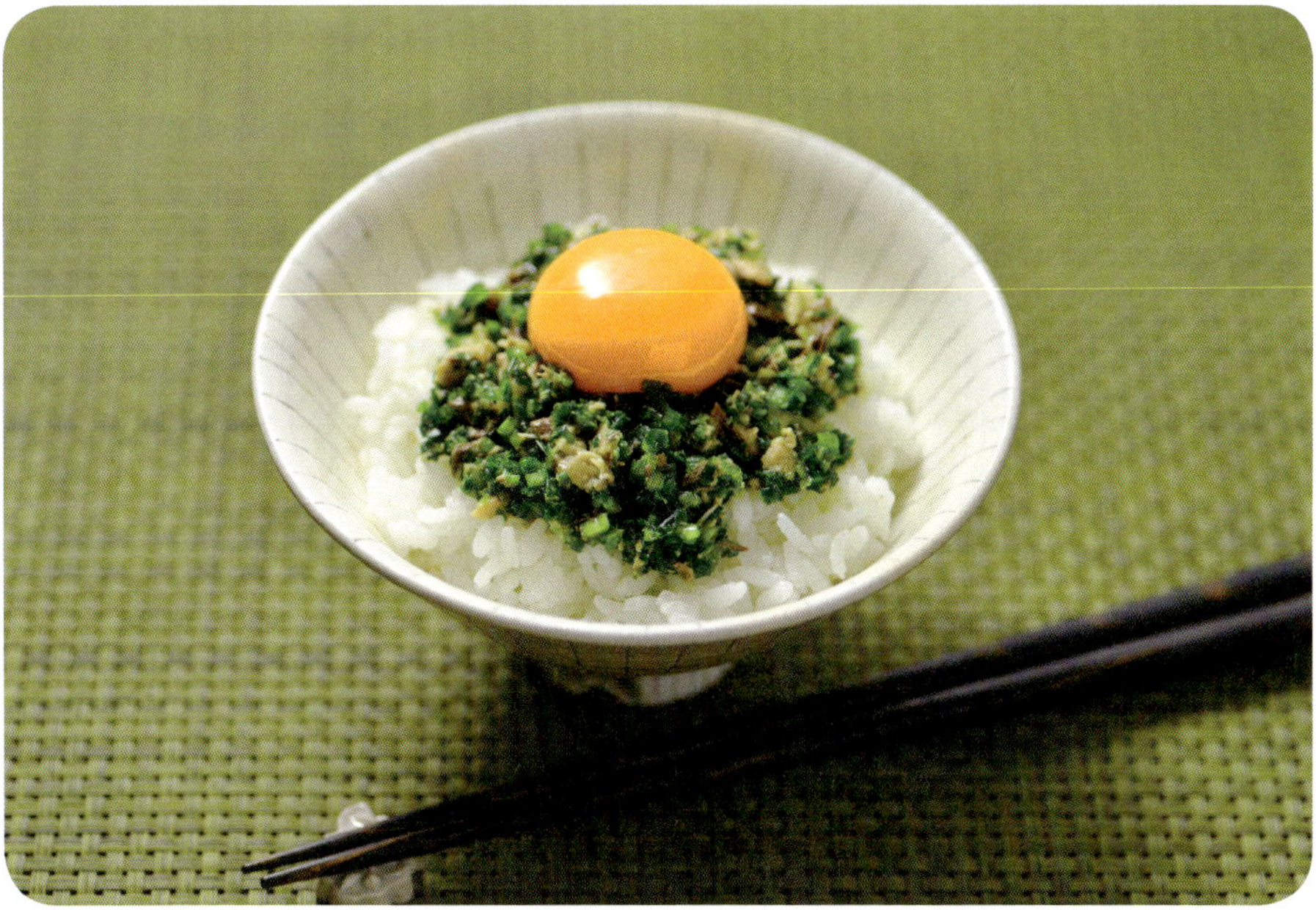

# サバ黒酢オニスラ

{材料}

サバ水煮缶…1/2缶
タマネギ（薄切り）…1/2個
黒酢、しょうゆ、オリーブ油…適量

{つくり方}

缶汁を切ったサバ、タマネギを器に盛り、黒酢、しょうゆ、オリーブ油をかけて食べる。

**サバ薬膳食材**

サバ水煮缶

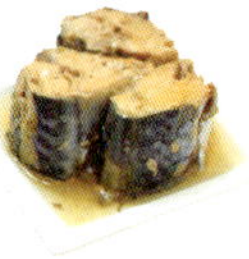

＋

タマネギ

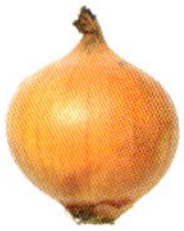

＋

黒酢

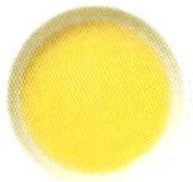

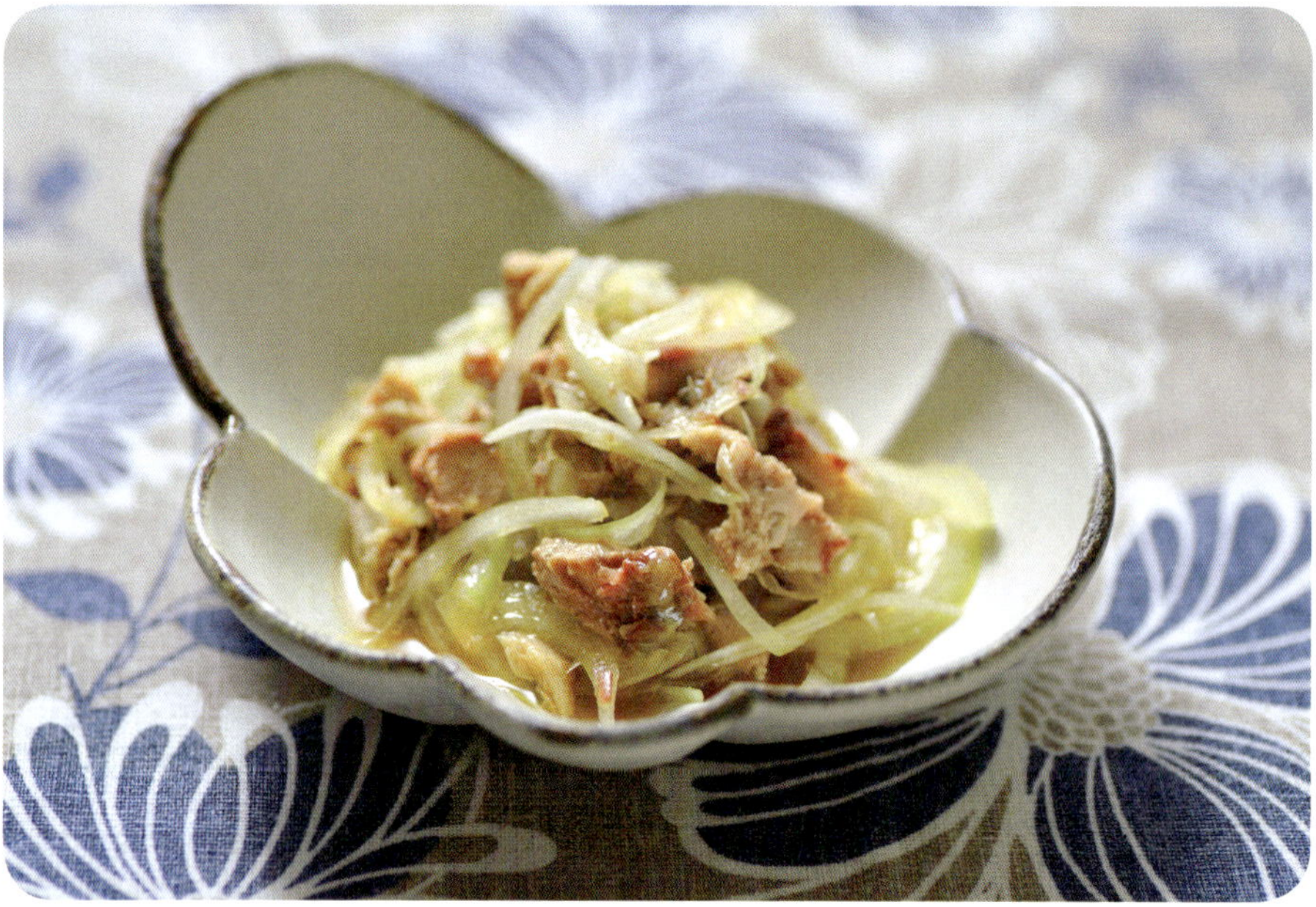

# サバのみょうが冷や汁

{材料}

サバ水煮缶…1/2缶
キュウリ（薄切り）…１本
みょうが（縦半分に切り斜め薄切り）…２個
ショウガ（すりおろし）…少々
白すりごま…大さじ２
味噌…大さじ１と1/2
水…1と1/2カップ
ごはん…２膳

{つくり方}

**1** ボウルに味噌を入れて水を少しずつ加えて溶いて混ぜ、サバの身を缶汁ごと加え、キュウリ、みょうが、白すりごま、ショウガを加えて混ぜ合わせる。

**2** 茶碗に盛ったごはんに**1**をかけて食べる。

**サバ薬膳食材**

サバ水煮缶

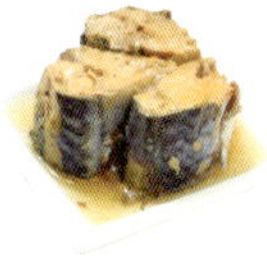

＋

みょうが

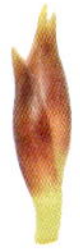

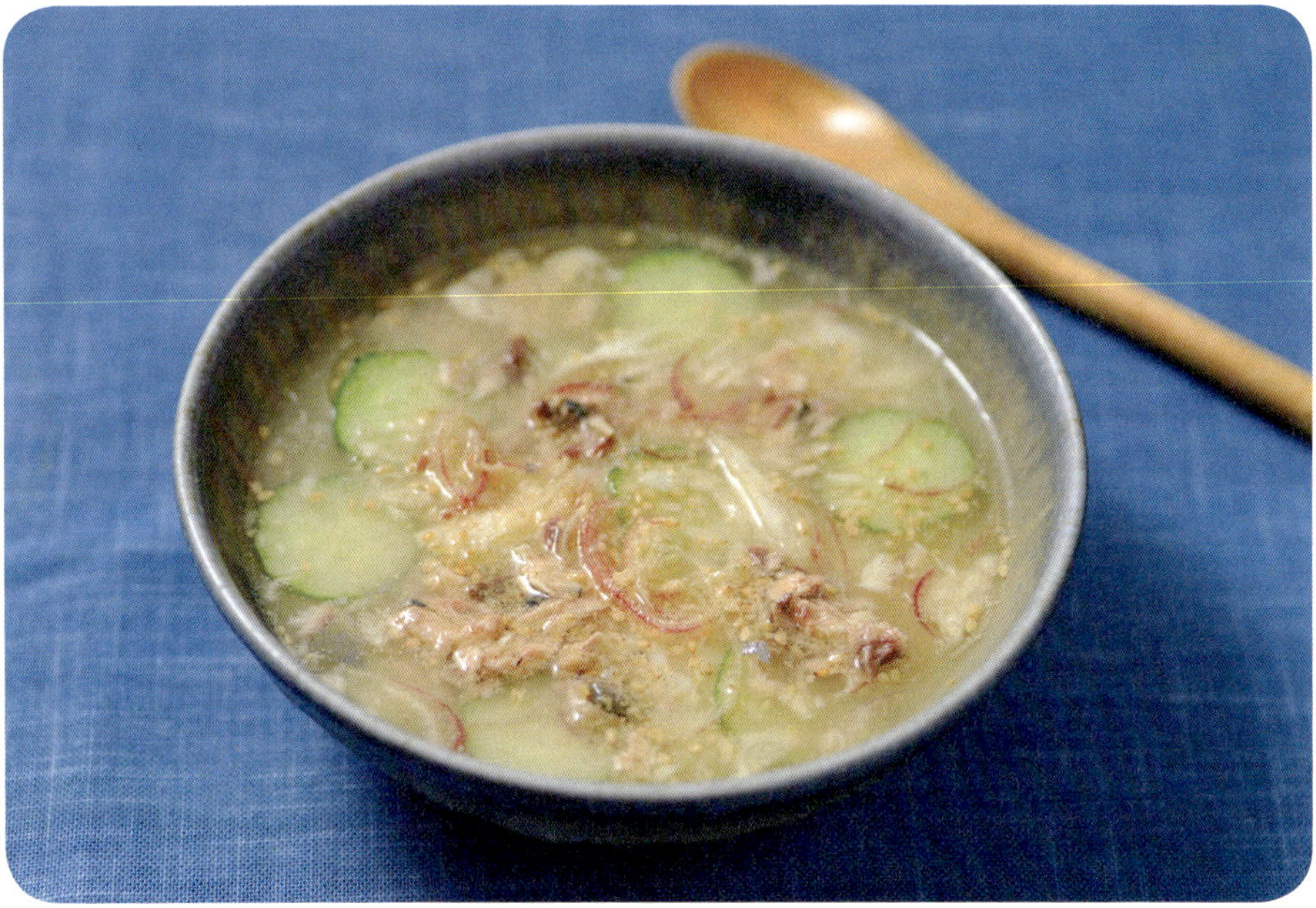

# サバみょうがごはん

{材料}

サバ水煮缶…1/2缶
みょうが（縦半分に切り斜め薄切り）…２本
梅干し（種を取りたたく）…１個
しょうゆ、豆板醤、ごま油…適量
ごはん…２膳

{つくり方}

缶汁を切ったサバ、みょうが、梅干し、しょうゆ、豆板醤、ごま油をあえて、ごはんの上にのせる。

**サバ薬膳食材**

サバ水煮缶

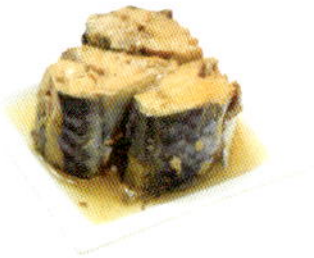

＋

みょうが

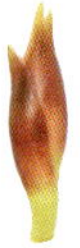

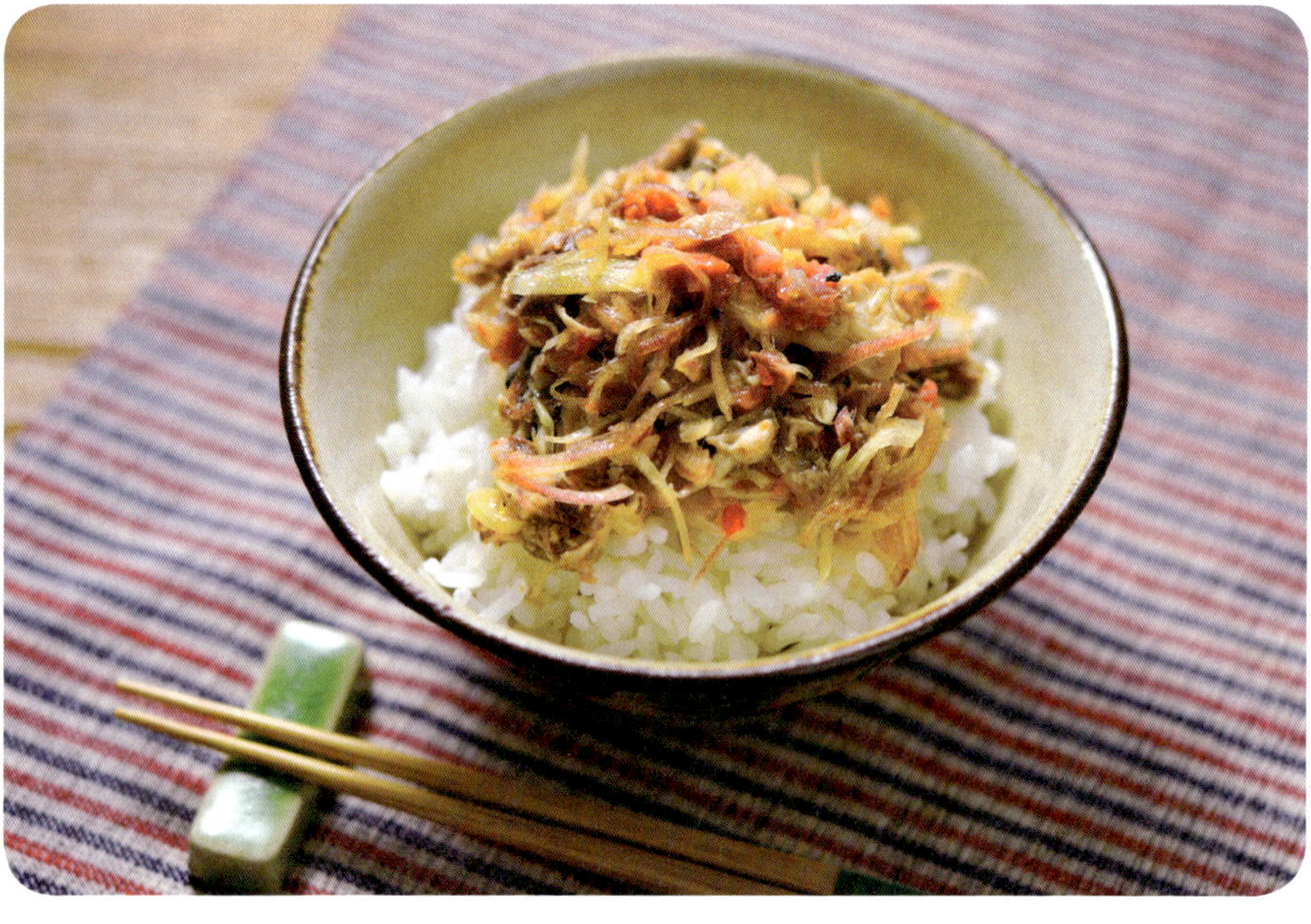

# しめサバのタルタル

{材料}

しめサバ(5㎜角に切る)…１枚
塩らっきょう(みじん切り)…６粒
タマネギ(みじん切り)…大さじ１
ゆで卵(粗みじん切り)…１個
ケッパー(みじん切り)…６粒
ヨーグルト…大さじ２
粒マスタード…大さじ１
塩…適量
バゲット…適宜

{つくり方}

**1** ボウルにすべての材料を入れてよく混ぜ、塩で味をととのえる。

**2** バゲットとともに食べる。

**サバ薬膳食材**

しめサバ

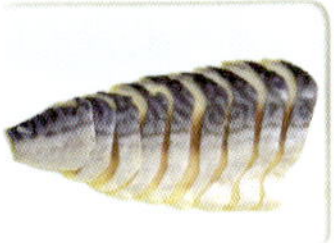

＋

らっきょう

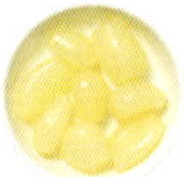

＋

タマネギ

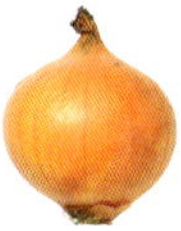

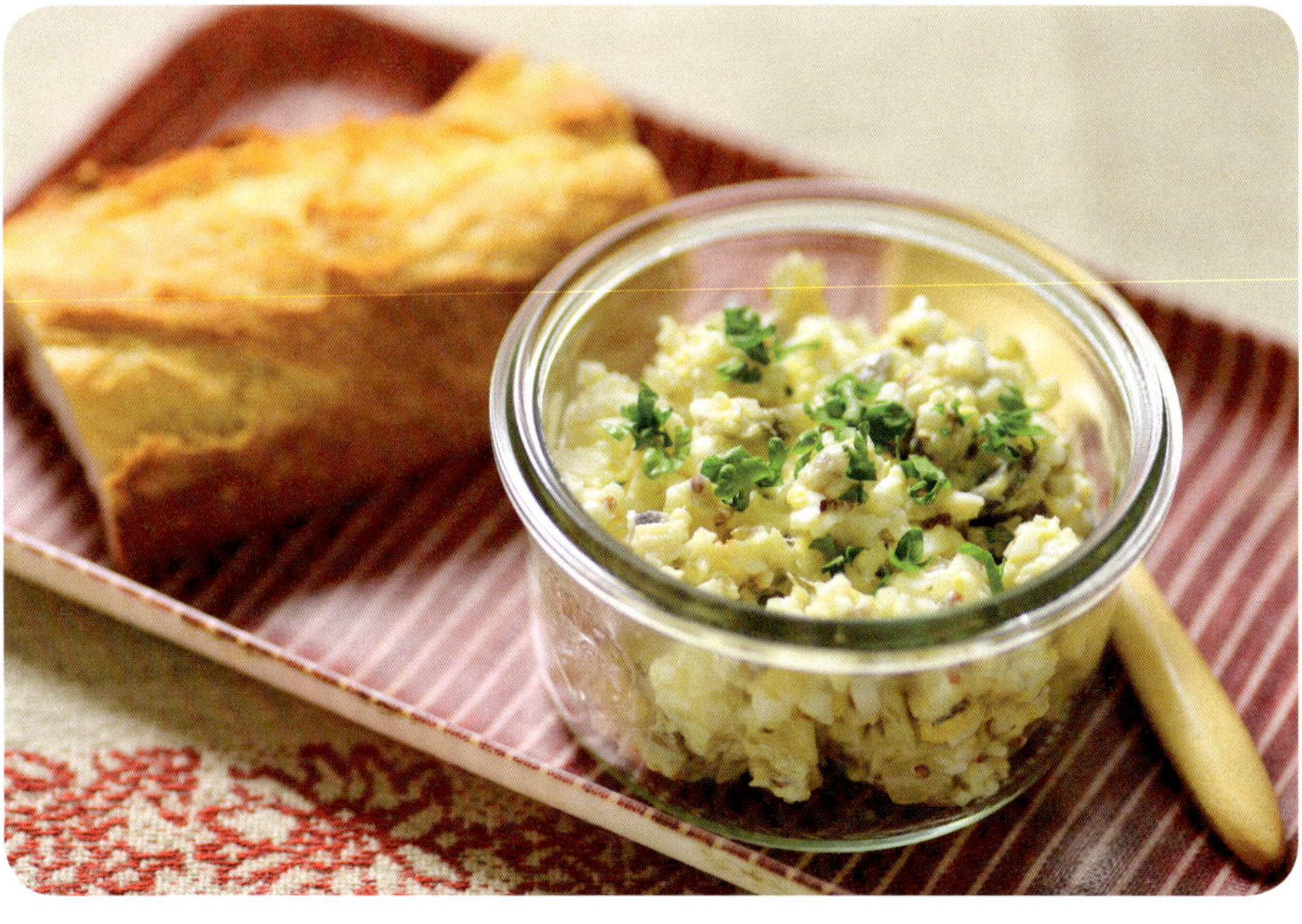

# サバ オニオンスープ

{材料} 1人前

サバ水煮缶…適宜
市販のカップオニオンスープ…１個

{つくり方}

市販のカップオニオンスープにサバ缶の身と汁を加える。

**サバ薬膳食材**

サバ水煮缶

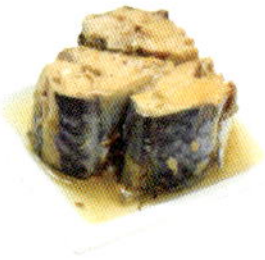

＋

タマネギ

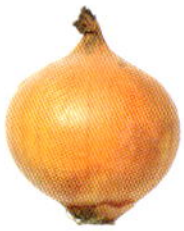

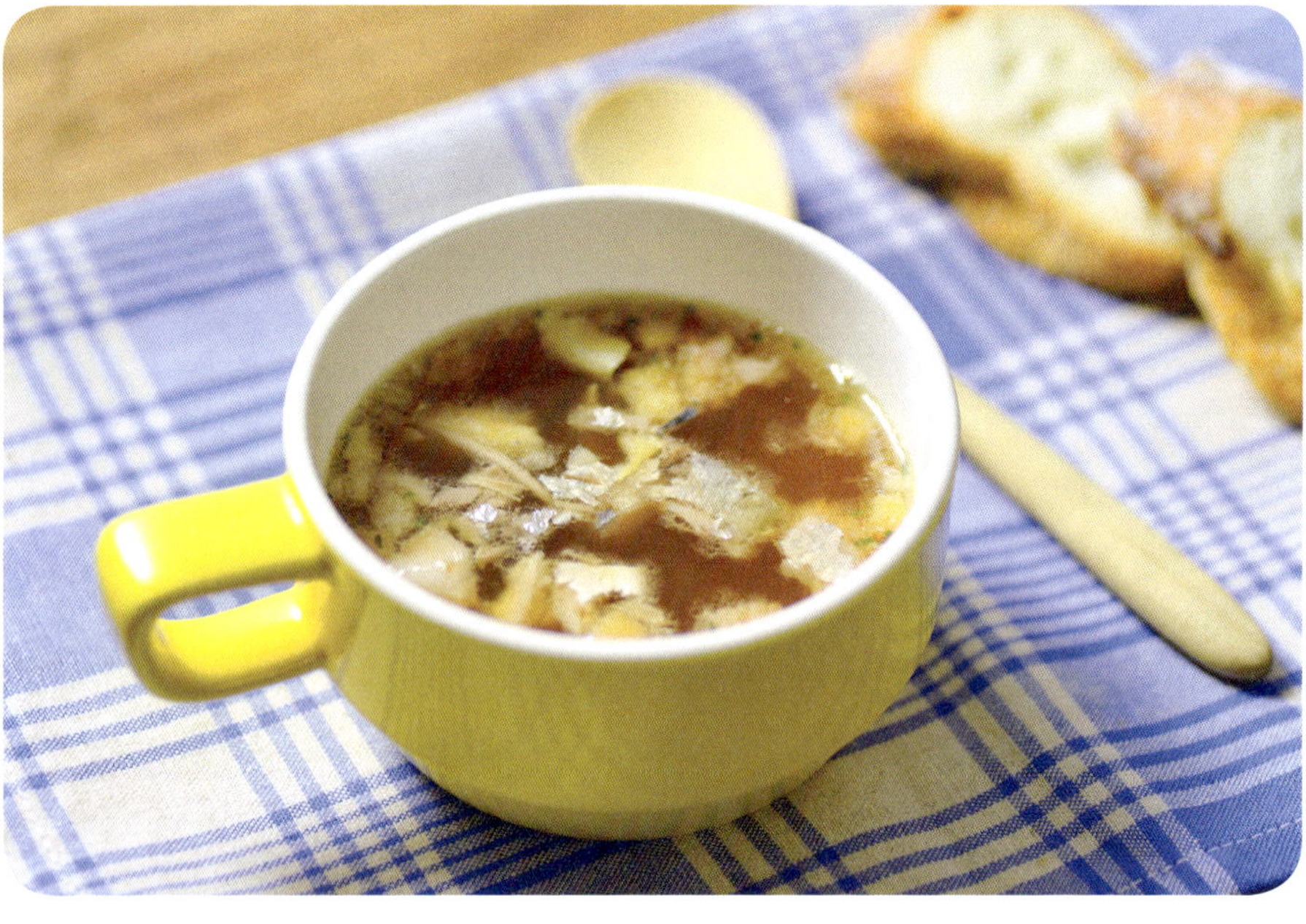

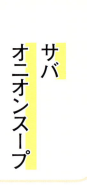

# サバ クイックカレー

{材料} 1人前

サバ水煮缶…適宜
市販のレトルトカレー…１袋
ごはん…１膳

{つくり方}

市販のレトルトカレーを温め、サバ缶の身と汁を加える。

**サバ薬膳食材**

サバ水煮缶

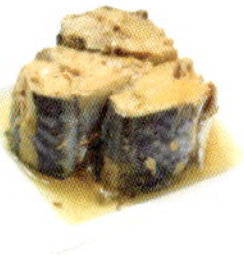

＋

カレー粉（ターメリック）

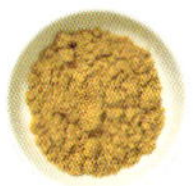

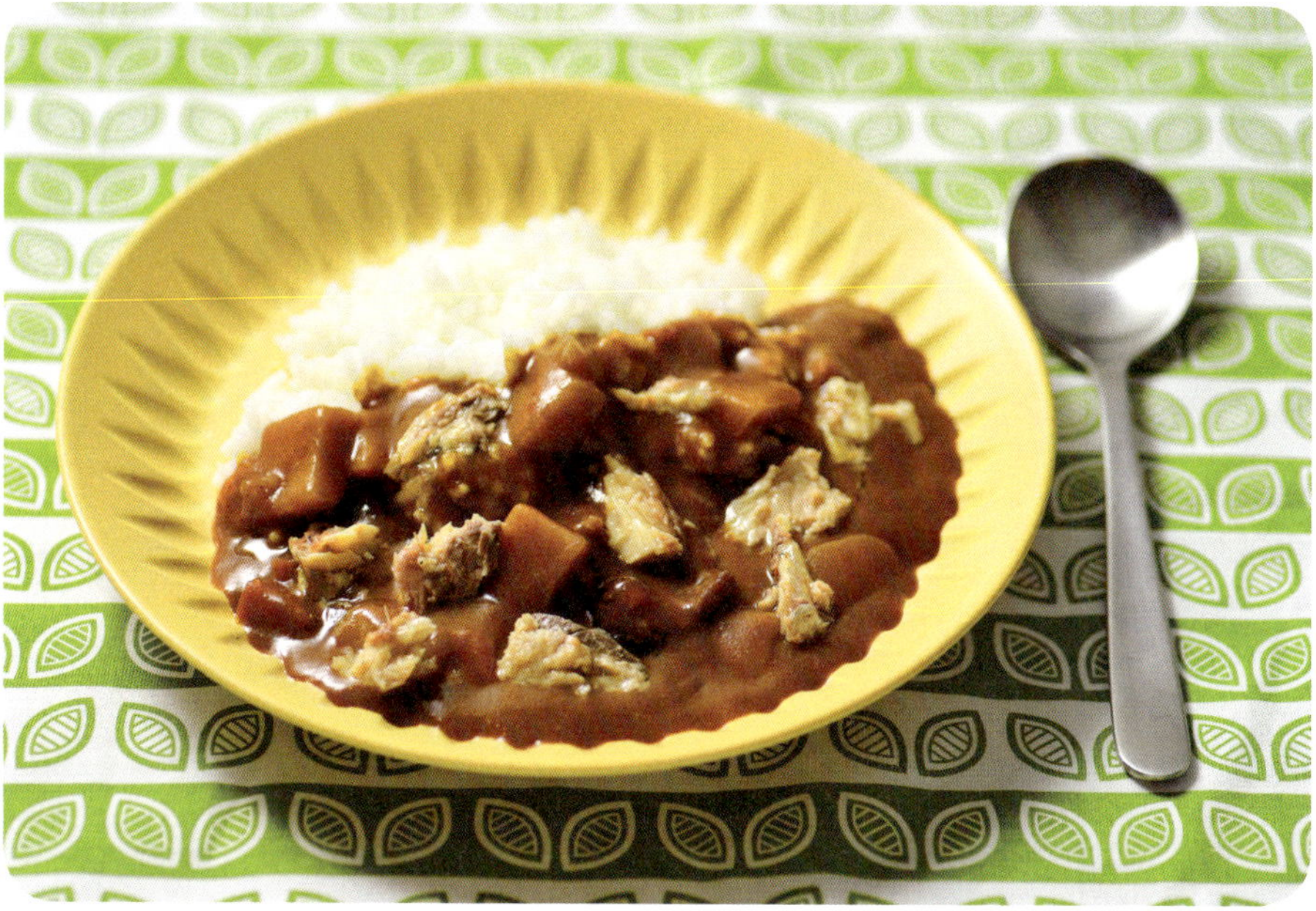

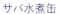

Column

# 身体を構成する「五臓《ごぞう》」の働きとは

中医学では、人間の身体は「肝《かん》」「心《しん》」「脾《ひ》」「肺《はい》」「腎《じん》」の5つから成り立ち、人体の生命活動の中心と考えています。

西洋医学の臓器とほぼ、名称は同じですが、中医学では、その臓器が関係している働きなども含めて、もっと広い意味でとらえています。

また、五臓は季節と対応しています。

## 肝

肝は、自律神経をつかさどり、血を貯蔵するとともに、身体中に巡らせる臓器です。

肝が弱ると、ストレスに弱くなったり、イライラして怒りっぽくなるなど、気持ちのコントロールが利きづらくなります。

ストレスが多い現代人にとっては、肝のケアはとても重要なのです。

また、肝は解毒を行う臓器でもあります。肝の働きが弱まると、体内に老廃物をためこみがちに。しっかりデトックスするためにも肝のパワーをアップしておくことが大切です。

肝が弱いタイプは高血圧や、生理痛、生理不順といったトラブルがみられます。特に、肝は女性にとって、生まれ持って関わりの深い臓器。婦人科系トラブルの多くは、肝に問題がある場合が多いのです。

また肝の不調は、目に現れがち。目が疲れたり、充血する、あるいはまぶたがピクピク震えるときは要注意。

筋肉とも関係が深いため、足がつりやすい、こむらがえりといったトラブルも起きやすくなります。

肝は春にバランスを崩しやすい臓器。肝の働きを整える、セロリや春菊などを取り入れてケアしましょう。

## 脾

脾は消化吸収、水分代謝をつかさどる臓器。取り込んだ栄養を「気」に変えて全身に送る働きがあります。

いわば気を生み出す「生命力」の要《かなめ》ともいえる臓器。毎日をパワフルに過ごすために、ケアが必要です。

脾が弱ると、疲れやすい、だるい、やる気が出ない、朝起きられない、睡眠時間に関係なく眠い、むくみやすい、食欲不振といったトラブルを引き起こしがち。

そのほか、脾が弱いタイプには胃の調子が悪い、口内炎ができやすいといった特徴もあります。

脾は湿気に弱いため、梅雨にその働きが弱まりやすくなります。そもそも、高温多湿の地に住む日本人は、脾が弱いケースが多いので心して強化したい臓器です。

豆類などを取り入れるようにしましょう。

## 心

心は血脈と血液循環機能をつかさどり、意識や思考、感情などの精神活動をコントロールする臓器です。

中医学では、脳の働きは心と関係が深いとされています。心が弱ると不眠、うつ、落ち込みやすい、不安感、無気力といった症状を引き起こします。もの忘れが激しくなることも。

心が弱いタイプは、暑がり、のぼせやすい、動悸や息切れがするといった特徴があります。また不整脈、心筋梗塞、狭心症などのトラブルもみられがちです。

また、心の弱りは顔や舌に出やすいとされ、赤ら顔になったり、舌に口内炎が出やすくなったりします。

汗との関係も深いため、ちょっとしたことで、顔や全身にドッと汗をかく人も。

心は夏に働きが弱くなります。ハツ（鶏、豚などの心臓）、ぶどう（レーズン）、牛乳、卵などで心を養いましょう。

## 肺

肺は、呼吸器をつかさどる臓器です。働きが弱まると気管支系トラブルを引き起こしやすくなります。

肺は外気に直結しているぶん、その変化をキャッチしやすい臓器。肺が弱いタイプは、季節の変わり目に風邪をひいたり、環境が変わると体調を崩しがちです。

また、アレルギー症状も関係が深く、アトピー性皮膚炎、花粉症、アレルギー性の湿疹や鼻炎といったトラブルのある人は、肺のパワーをアップすることが大切です。

そして、肺は皮膚機能もつかさどります。肺の機能が低下すると、皮膚の表面をガードする機能が弱まり、水分代謝が悪くなることで、乾燥肌、シワといった美容トラブルの原因にもなってしまうのです。

また、肺の弱りは皮毛に出やすいとされ、肺が弱ると、まゆ毛、まつ毛が抜けやすくなったり、あるいは体毛が濃くなることがあります。

肺は、大気が乾燥する秋に弱まります。肺に潤いを与えるレンコン、ナガイモや、豆腐、白ごまなどの食材で、しっかりと潤いをキープしましょう。

## 腎

腎は、人の成長や、発育、生殖、老化をつかさどり、全身にエネルギーをためておく臓器。「先天の本《もと》」ともいい、生まれたときから一生、その人の成長や生殖に作用し、アンチエイジングの要ともいえる臓器です。

腎が弱ると老化が加速します。ちなみに若白髪の人は、腎が弱いケースが多いので要注意。また、腰痛、足腰がだるい、頻尿、下半身がむくみやすい、膀胱炎《ぼうこうえん》になりやすいなどの「下半身トラブル」が増加します。これらが思い当たる人は、老化が進んでいると自覚して。

男女ともに、不妊は腎の機能不足が原因とされています。また、親の腎が弱ければ子どもの腎も弱くなってしまうのです。妊娠を考えている人は、腎のパワーアップが大切です。

腎は冷えに弱いので、冬にその働きが低下します。しっかりと体を温めるネギ、ショウガなどの食材や、腎の働きを高める食材を取り入れましょう。

# 3章

# サバのパワーをアップする「サバ薬膳」の極意

# スーパーの食材、缶詰でもできる「ゆる薬膳。」

薬膳というと、生薬を使った難しい料理、あるいは薬膳の専門店でしか食べられない料理というイメージがあるかもしれません。

わたしは薬膳を実践して不調の改善、美肌、ダイエットに成功しましたが、特別な生薬が入った薬膳料理を作って食べ続けた……というわけではありません。

わたしたちがふだん食べている魚や肉、野菜などの食材にも十分効能があります。日々の食生活で手軽に実践することができるのです。

中医学（中国の伝統医学）では、昔から「食事で体調を整える」という考え方があります。食材一つひとつには、すべて、身体におよぼす作用があり、季節や体調、体質に合わせて、それらを日々の食事に取り入れることで、身体の不調を改善できるとしています。

大切なのは、いまの自分にとって必要な食材を取り入れ、あまり必要でないものは控えること。自分にとって必要な食べ方を心がける、いわば「考えて食べる」。我慢することなく「食べ方を変えれば」いいだけです。

そして、大切なのは自分の身体に必要なものを「たまに」ではなくコンスタントに食べること。それだけで十分体調は変わります。

とはいえ、正しい食生活をしなければとわかっていても現代人は忙しい！　どうしても食べることは後回しになりがちです。

わたし自身、生活は不規則、外食も多いし、お酒も大好き。さらには適当でずぼら。そんなわたしでもどうにかするべく「中医学の理論にのっとって、いかに手っ取り早く実践できるか」を追求した「ゆる薬膳。」を提案しています。

「スーパーの食材でもＯＫ」「外食でもＯＫ」「コンビニの缶詰やお惣菜でもＯＫ」！　どんなに忙しくてずぼらな人でもトライできます。

スーパーマーケットにある食材で作れる料理であることはもちろん、料理をつくるヒマがなくても、外食のときに自分に必要な食材が入ったメニューをチョイスすれば大丈夫。ランチでも、居酒屋でも手軽に実践できます。

コンビニにある缶詰やお惣菜、冷凍食品も使えます。どんなに忙しくても、「24時間薬膳生活は可能」なのです。

だから、もちろんのこと私たちにとって身近な魚であるサバ、そしてサバの加工品を使って薬膳を作ることができるのです。

# 「血巡りアップ」でパワフル&ビューティな身体に!

中医学において、身体のバランスを考えるときに重要とされているのが「気《き》」「血《けつ》」「水《すい》」。この3つが、人間が活動をするうえでの大切な要素と考えます。それぞれが問題なく働いて、バランスがとれていることが大切なのです。

気は、全身のいたるところを巡る目には見えないエネルギー。元気、やる気、気力、気合といった言葉があるように、身体全体を動かす根本的な力です。パワーの源である気が不足すると疲れやすく、だるい、やる気が出ない、朝なかなか起きられないといったトラブルが表れてしまいます。

血は、中医学において西洋医学の「血液」としての要素だけではなく、全身に流れて、身体のすみずみにまで栄養を与える液体と考えます。血が不足すると、めまい、立ちくらみなどの不調や動悸、息切れ、心臓疾患も表れやすくなります。潤いとつやがある美しい肌や髪を維持するためにも大切。

水は血以外のあらゆる体液を指し、皮膚や内臓をはじめ全身を潤す働きがあります。不足すれば全身の乾燥を引き起こし、過剰になると新陳代謝が悪くなり、身体に「痰湿《たんしつ》」とよばれる老廃物をためこむ原因になります。
健康で美しい身体のためには、それぞれが充実しバランスがとれていること、そして全身に巡っていることが大切です。

なかでも、いま現代人にとって問題となっているのが「血の巡り」の悪さ。中医学で「瘀血《おけつ》」とよばれる血が滞《とどこお》った状態、ようは「血行不良」を引き起こしている人が多くみられます。

忙しい毎日をおくる現代人が陥りがちな運動不足、過労、ストレスは血流を滞らせる大きな原因になります。体の末端にまで栄養が行き届かず、新陳代謝が低下して、老廃物が身体にたまりやすい状態になっていることが多いのです。

血の巡りの悪さは当然ながら、全身の不調につながります。肩こり、関節痛、頭痛など慢性的な疼痛に悩まされがち。

身体にしこりができやすく、がんなどの悪性腫瘍のリスクも大。心筋梗塞、不整脈、脳卒中、下肢静脈瘤や慢性肝炎、肝硬変にもなりやすい体質です。また、血の滞りはダイエットの大敵。ドロドロとよどんだ血液の中にためこんだ脂肪が、しまいに体脂肪に変化してメタボが加速します。そもそも見た目のわりに中性脂肪、血中コレステロール数値が高い人も多数。

## 血巡り不良チェックリスト

| | check |
|---|---|
| ■ 打ち身、アザができやすい | □ |
| ■ クマができやすい | □ |
| ■ 肩こりがある | □ |
| ■ 頭痛もち | □ |
| ■ 唇や舌が、紫がかった暗い色 | □ |
| ■ 顔色が暗い | □ |
| ■ 足に静脈が浮いている | □ |
| ■ 見た目より体重がある | □ |
| ■ 手のひらが赤い | □ |
| ■ 舌の裏に青い静脈がくっきり出ている | □ |
| ■ 生理のときにレバー状態の塊がある | □ |

女性の場合は子宮筋腫、子宮内膜症、生理痛といった婦人科系トラブルや冷えに悩まされがちです。

そして、美容面においてはシミ、そばかすや、クマ、肌のくすみを引き起こします。

また、あまり自覚がなくても上記のチェックリストで半数以上の項目があてはまる場合は、要注意！

特に、舌の裏に2本の静脈が太くはっきり出ている、やたらと打ち身やアザができやすい、クマができやすい、女性の場合は、生理のときに経血にレバー状の塊がみられる場合は、血の巡りが悪い大きな証拠と覚えておきましょう。

しっかりと血の巡りをアップする食養生は、健康と美容のためにとても重要なのです。

# 血を巡らせるならサバ！　薬膳的「サバパワー」

血の巡りをアップする食養生で、パワーを発揮してくれるのがサバ。薬膳で「活血《かっけつ》」という効能があり、読んで字の如《ごと》く、血行を促進し、老廃物を洗い流す働きがとても高いのです。肩こり、ダイエット、婦人科系トラブル、美白などにも威力を発揮します。

わたしが薬膳をはじめてから、もっとも積極的に食べるようになったのがサバでした。

そもそも、薬膳を学ぶきっかけは、肌の衰え。特に、気になっていたのがシミでした。もともと色白なだけに目立ってきたシミをなんとかしたいと化粧品を買いあさり、1カ月の化粧品代は約10万円。それでもあまり手ごたえを感じられずに、身体の中からのケアをはじめようと薬膳を学び、実践するようになったのです。

薬膳的「ホワイトニングケア」として、取り入れたのがサバ。中医学ではシミの原因は血の巡りの悪さにあると考えます。血は肌に栄養を与えるいわば、「体内美女成分」。それが滞って身体のすみずみまで行きわたらないと、肌の新陳代謝が衰えて老廃物がたまり、シミが出現してしまうというわけです。

シミ撲滅のために、日々の食事にサバをせっせと取り入れた結果、肌のコンディションが明らかに変わってきました。

肌のつや、ハリがアップし、気になっていたシミが次第に目立たなくなってきたのです。大量の化粧品は処分。化粧品代は３０００円と激減しました。

しかし、うれしい変化は顔だけではありませんでした。１週間に一度はマッサージ店にかけこむほどひどかった肩こりがなくなったのです。

そのうえ、気づけばゆるゆると体重が5キロ減！　もともと血の巡りが悪い体質が、サバによって改善されて全身のコンディションが整ったのです。

血流アップに大きく貢献してくれるサバは、一尾買ってさばいて調理しなくても、さまざまな加工品で取り入れられるのが魅力。

その代表といえば「サバ缶」。包丁不要で手軽に摂取することができます。味付けも多彩でそのままごはんのお供に、サラダに使うだけではなく、いろいろな料理に使うことができて便利。

しめサバも、おろす手間がいらず、味付けも不要。和のイメージが強いかもしれませんがサラダにしたり、オリーブ油で焼いたりと洋風レシピにアレンジするのもおすすめ。

コンビニではスタンドパックの塩サバや、味噌煮も販売されています。手軽にバラエティあふれるサバメニューで体調を整えましょう。

# サバ＋活血食材を組み合わせた最強の「サバ薬膳」

サバにプラスして同様の効能を持つ「活血」食材を組み合わせれば、さらに体内の血流をグンとアップする「サバ薬膳」ができ上がります。

野菜では、ニラ、ナス、チンゲンサイ、タマネギ、ピーマン、パプリカ、黒豆、黒きくらげ、みょうが、らっきょうが血巡り食材です。

料理をするのが大変なときは、とにかくカンタンに組み合わせてしまえばＯＫ。たとえば、サバ缶を器にあけてオニオンスライスやらっきょうをのせるだけで「サバ薬膳」がすかさず完成します。

また調味料にも活血の効能を持つものがあります。黒酢やカレーに使われるターメリックは血の滞りを改善するのに役立ちます。サバにふりかければすぐに「血行促進マジック」をかけることができる優れもの！

どちらもサバとの相性はバッチリ。焼いた塩サバに黒酢をふりかけたり、カレー粉をまぶすだけで臭みを消し、風味を引き立てながら血行促進効果を手軽にアップすることができます。では、それぞれの「活血食材」について説明していきましょう。

## グングン血が巡る！　サバパワーをアップする11食材

# ① ニラ

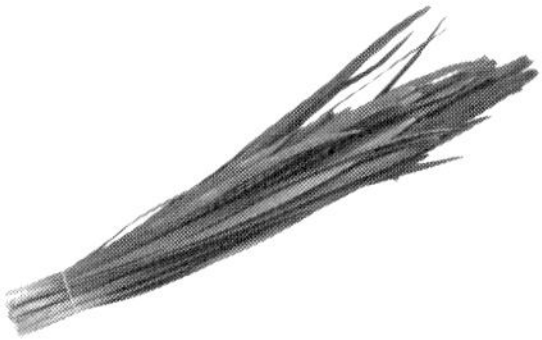

血行を促進するとともに、滋養強壮によい野菜。

また、薬膳ではすべての食材が身体を温める「温熱性」、身体を冷やす「寒涼性」、どちらでもない「平性」という性質を持つと考えますが、ニラは温熱性の代表的な食材。別名を「起陽草」ともいうほど身体を温める効果が高い食材です。特に、下半身の冷えにパワーを発揮します。冷えが気になる人は積極的にサバと組み合わせることをおすすめします。

また、中医学において老化をつかさどる臓器「腎」のパワーをアップする作用があり、アンチエイジングにも役立ちます。腰痛、ぎっくり腰にもおすすめ。

お手軽

## サバ×ニラ薬膳レシピ

パンチのある味わいのニラはサバと相性バツグン。耐熱皿にサバ缶を缶汁ごと、ザク切りにしたニラ、刻んだたっぷりのショウガと酒、しょうゆをふりレンジで加熱した**「サバとニラのショウガ蒸し」**は身体が温まる一品。市販のサバ味噌煮をニラと一緒に温め、ごま油少々をふった**「中華風味噌煮」**もおすすめ。

**グングン血が巡る！　サバパワーをアップする11食材**

# ②タマネギ

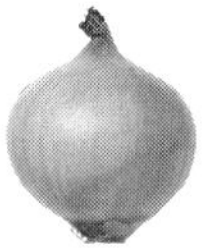

料理に欠かせないタマネギは、血液をサラサラにして、血の巡りをアップするパワー絶大な野菜。脂質異常症、高血圧、動脈硬化の予防などに役立ちます。生活習慣病に立ち向かうためにはぜひとも取り入れたい、現代人にとってはマストの食材です。

特に血中コレステロール値や中性脂肪が高い人は、サバとともにぜひ、積極的に組み合わせましょう。

また、消化を促進する作用があるので胃の不快感や食欲不振、お腹のハリの解消にも役立ちます。

そのほか咳やキレの悪い痰をとったり、吐き気、めまいの改善などにもおすすめ。

## お手軽　サバ×タマネギレシピ

サバ缶にオニオンスライスは永遠の定番&薬膳的にも最高のレシピ。刺身しょうゆ+マヨネーズ+一味唐辛子や、オリーブ油+しょうゆ+レモン汁+酢のドレッシングで楽しむのもおすすめ。また塩サバを焼いて、薄切りにしたタマネギとともにめんつゆ+酢に漬け込んだ**「塩サバとタマネギの南蛮漬け風」**もお試しを。

**グングン血が巡る！　サバパワーをアップする11食材**

# ③黒きくらげ

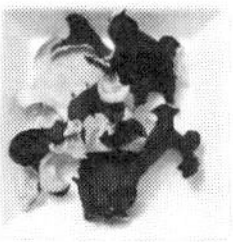

なんとなく八宝菜の中にいた……なんとなく野菜の炒めものにいた……と脇役扱いされることが多い黒きくらげ。じつは薬膳においては、主役級でとてもよく使われるパワー絶大な食材。ぜひサバとともに使いこなしましょう。

黒きくらげは血を浄化して巡らせるうえに、血を補う効能も併せ持っています。貧血、立ちくらみ、めまいや肌荒れ、顔色の悪さを改善する作用も。

また、アンチエイジングにもおすすめ。生命力や気力を養い、若々しさを保つ効能があるのです。

空咳が続くなど、のどのトラブルがあるときにも役立ちます。

お手軽

## サバ×黒きくらげ薬膳レシピ

サッとゆでた黒きくらげを粗く刻んで、サバ缶にのせてしょうゆ、ごま油、白すりごまをかけた「**サバ缶黒きくらげのせ**」は、コリコリした食感とサバの組み合わせがおつまみにおすすめ。忙しいときは、レトルトカレーを鍋に入れ、サバ缶、食べやすく切った黒きくらげを入れて温めた「**即席薬膳サバカレー**」を。

グングン血が巡る！　サバパワーをアップする11食材

## ④黒豆

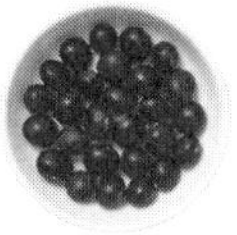

黒豆は豆類の中でも、特に体調を整えるさまざまな薬効があります。

黒きくらげ同様、血を補うとともに、血行を促進する働きに優れているのです。さらに、人間のエネルギー源である気をしっかりと補って代謝を高め、疲労回復、免疫力アップにも役立ち、中国では昔から生薬として扱われているほどのパワフルビーンズ！

また、その形が腎臓にも似ていることから、若返りの要である臓器「腎」を養うとして、アンチエイジングにもおすすめ。腰痛やぎっくり腰の改善にも役立ちます。

体内の余分な水分を排泄する作用もあるので、むくみが気になるときにも取り入れたい食材。

お手軽

### サバ×黒豆薬膳レシピ

最近は甘煮だけではなく、水煮や蒸し黒豆も販売されているのでサバと組み合わせて調理を。フライパンにごま油を入れて熱し、サバ缶の身、刻んだショウガ、ニンニク、高菜と黒豆を炒め、酒、しょうゆ、みりん、鶏がらスープで味付けした**「サバと黒豆、高菜の炒めもの」**はお弁当のおかずにもぴったり。

# ⑤ らっきょう

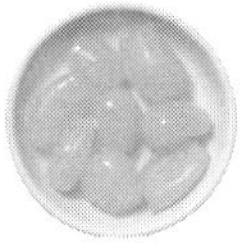

らっきょうは中国では「薤白《がいはく》」とよばれる生薬としても使われています。その効能は「散血」。読んで字の如く、強い発散力で血を巡らせるというパワフルな血行促進作用があるのです。血を循環させることで、寒気を取り除く効能も高い食材。サバとの組み合わせは冷え性の改善や、冬の寒さをのりきるメニューとしてもおすすめです。

また古くより心臓の妙薬とされ、動悸や不整脈、狭心症の改善などにも役立ちます。

胃の不快感、吐き気、胸のつかえや背中の痛みを解消する働きもあります。カレーライスの付け合わせだけではなく、積極的に取り入れてほしい食材です。

＼お手軽／

## サバ×らっきょうレシピ

サバとらっきょうの相性はバツグン。サバ缶の上に、刻んだらっきょうの甘酢漬けをのせた**「サバ缶らっきょうのせ」**は、サクサク感がサバにぴったりで箸が進む組み合わせ。らっきょうの甘酢に、焼いた塩サバ、粗く刻んだらっきょうを漬け込んだ**「サバのらっきょう甘酢漬け」**も、サバをさわやかな味わいでいただける一品。

**グングン**血が巡る！　**サバパワー**をアップする**11食材**

# ⑥ ピーマン／パプリカ

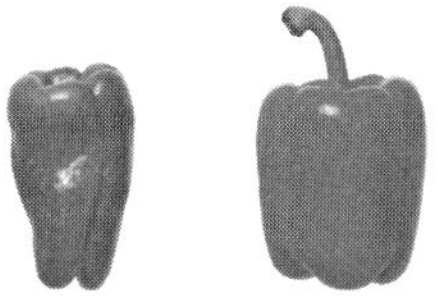

ピーマンは血液をサラサラにして血流をアップする効果が高い食材。胃の働きを整え、食欲不振の解消にも役立ちます。

また血の巡りだけではなく、気の巡りをよくする働きにも優れています。中医学では「気の巡りが滞っている状態」とは「ストレスがたまっている状態」と考えます。気の巡りは西洋医学でいう自律神経に重なり、そのコントロールがうまくいかないとイライラしたり、怒りっぽくなってしまうのです。

ピーマンは滞った気の流れをスムーズにして、気持ちをリラックス、ストレス解消にも貢献してくれます。

パプリカにも同様の効能があるので上手に使いこなしましょう。

＼お手軽／

## サバ×ピーマンレシピ

ピーマンを焦げるまで焼き、皮をむいてボウルに入れサバ缶の身、オリーブ油、レモン汁少々、すりおろしたニンニク、塩、こしょうも加えてあえた**「グリルピーマンとサバのマリネ」**はワインに合う一品。

サバ缶の身、カットしたパプリカ、トマト、チーズ、バジルを組み合わせた**「サバとパプリカのサラダ」**はホームパーティーにもぴったり。

グングン血が巡る！　サバパワーをアップする11食材

## ⑦ ナス

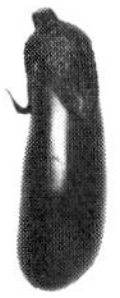

血を全身に巡らせるとともに、利尿作用を活発にする働きがあり、むくみにもおすすめの野菜。

消化機能を活性化し、胃の調子を整えるので、胃もたれや食欲不振の改善にも役立ちます。

体内の余分な熱を冷ます作用もあるので、口内炎の改善や、慢性の咳にもおすすめ。

お手軽

### サバ×ナス薬膳レシピ

焼きナスに、サバ缶の身をのせてポン酢をかけた**「サバ缶ナス」**はおつまみにぴったり。しょうゆ+ごま油+ニンニクのすりおろしでいただくのもおすすめ。焼いたナスの皮をむいてトロトロになるまで包丁でたたき、しめサバ、ヨーグルト、ニンニクのすりおろし、クミン、塩であえた**「しめサバとナスのエスニック和え」**はワインのお供にどうぞ。

**グングン**血が巡る！　**サバパワー**をアップする**11食材**

# ⑧ チンゲンサイ

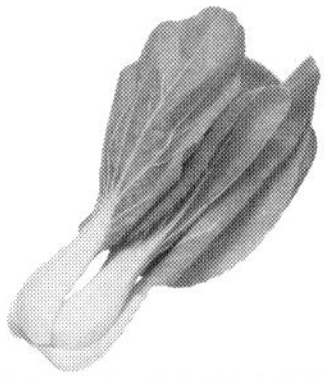

なんとなく使われがちなイメージの中国野菜ですが、じつは、積極的に取り入れたい優れもの！　高い血液循環効果があるとともに、体内の余分な熱をとり、解毒作用にも優れた野菜。腫れものや、皮膚の炎症を改善するのにも役立ちます。高血圧など生活習慣病にもおすすめ。

不安感を鎮めて、精神を安定させる働きもあるので、落ちこんだときにはぜひ食して。

お手軽

## サバ×チンゲンサイレシピ

食べやすく切ったチンゲンサイと、しめサバを耐熱皿に入れてラップをかけて電子レンジで加熱し、ポン酢、からしでいただく**「しめサバとチンゲンサイのレンジ蒸し」**や、鍋に湯をわかし、サバ缶の身と缶汁、チンゲンサイを加えて鶏がらスープ、しょうゆ、ごま油を加え、溶き卵を入れた**「サバとチンゲンサイのスープ」**がおすすめ。

**グングン**血が巡る！　**サバパワー**をアップする**11食材**

# ⑨ターメリック

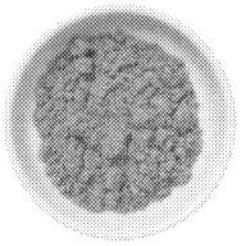

カレーに含まれるスパイスとしておなじみのターメリックは、血行を促進する効果に優れています。

血尿、鼻血、月経不順、月経過多、ＰＭＳ（月経前症候群）の改善にもおすすめの食材。血液中にこもった余分な熱を下げて、動悸を鎮める効能もあります。

また気の流れをスムーズにして、鬱々《うつうつ》した気分を解消する働きも。

お手軽

## サバ×ターメリックレシピ

ターメリックがない場合はカレー粉でOK。カレー粉はサバとの相性がバツグン。塩サバ、しめサバと気軽にふりかけて。また、ソースやタレに利用するのもおすすめ。ヨーグルト+ニンニクのすりおろし+マスタード+塩+カレー粉の「**ヨーグルトエスニックソース**」は焼いたサバをはじめ、しめサバ、サバ缶にもぴったり。

グングン血が巡る！　サバパワーをアップする11食材

## ⑩ みょうが

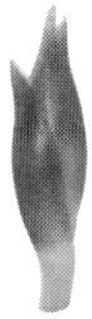

血の巡りをよくする「血行促進薬味」。サバの薬味として、組み合わせるのにおすすめです。胃の調子を整える働きもあり、食欲増進、消化促進によい食材です。

身体の余分な熱をとり、解毒する働きもあるので、口内炎の改善、のどの痛みにも役立ちます。

むくみや、生理不順、生理痛の改善にもおすすめ。

＼＼お手軽／／

### サバ×みょうがレシピ

薄切りにしたみょうがをサバ缶にのせた「**サバ缶みょうが**」は、独特の歯ごたえと風味がサバにベストマッチ。しめサバにたっぷりのせて、しょうゆ＋オリーブ油＋レモン汁のドレッシングをかけた「**しめサバとみょうがのカルパッチョ**」はワインにもぴったり。市販のサバ味噌煮のトッピングにしても意外な美味しさ！

**グングン血が巡る！　サバパワーをアップする11食材**

# ⑪ 黒酢

玄米からつくられた黒酢は、血液の粘りを抑えてサラサラにすることで、血の巡りをよくする効能があります。サバのパワーを倍増する調味料として積極的に使いましょう。

また、老化をつかさどる臓器「腎」の働きをアップするのでアンチエイジングにもおすすめ。消化を促して、胃のもたれをとる働きもあります。

＼＼お手軽／／

## サバ×黒酢レシピ

黒酢は、ドレッシングにアレンジして使っても美味しくいただけます。「黒酢+しょうゆ+サラダ油」、または「黒酢+オリーブ油+すりおろしニンニク+塩、こしょう」の黒酢ドレッシングは、サバを使ったサラダにぴったり。焼いた塩サバを市販の黒酢ドリンク+しょうゆを煮立てたタレに漬け込んだ**「塩サバの黒酢風味」**もおすすめ。

# 「造血食材」でサバ薬膳の効果をアップ！

「サバ薬膳」のパワーをさらにアップさせる秘訣は、「血を補う食材」を組み合わせることです。血行を促進させるためには、そもそも血が必要。血が不足していたら、巡らせることもできません。

血が不足すると、めまい、立ちくらみ、手足のしびれなどの不調や動悸、息切れ、心臓疾患が現れやすくなります。

また血の不足は、精神面にも影響を及ぼします。うつ、落ち込みやすい、不安感、不眠といった不調が起きやすくなります。

血は脳との関わりも深く、脳疲労を回復するためにも血が必要。十分補えていない状態が続くと「ボケ」につながるので要注意！　また、疲れ目、視力低下といった目のトラブルも引き起こします。

そもそも現代人は血を不足させてしまいがちな環境にあります。睡眠不足、過労、パソコン、スマホなどの長時間使用による目の酷使……。いずれも血を激減させてしまうことばかりです。

また血が足りないと、生理不順や生理痛に悩まされがち。女性の場合、生理があるので毎月、血を失ってしまいます。中医学では「女子は血をもって本《もと》となす」という言葉があるほど妊娠、出産、更年期まで血は女性の体調を整える要。万人、しっかりと補っておくことが大切です。

美容面においても肌を滋養することができないため、顔色が悪い、肌荒れといった不調を引き起こしてしまいます。

血は髪の維持や成長にも大きく関わっています。古来から「髪は血の余り」＝「血余」といわれ、血が充実して余裕があれば髪の状態がよく、その量があり、血が不足して余裕がなくなると髪がやせて細くなったり、パサつく、抜け毛、コシがないなどのトラブルも引き起こします。美しい髪を育むためには、血が重要なのです。

男性も同様。毎日深夜まで残業で睡眠不足、企画書作成のためにパソコンとにらめっこ、頭も目もクタクタに疲れた状態を放置していると、しまいに「毛が抜けた」というゆゆしき事態に！

「造血食材」でしっかり血を補い、サバで血を巡らせて全身にたっぷり栄養を届けることで、より元気で美しい身体をつくることができるのです。

おすすめの野菜は、**ほうれん草**、**小松菜**、**ニンジン**。しっかりと血をチャージできる造

＼＼お手軽／／

## 造血サバ薬膳

# サバとニンジンのしりしり

フライパンにサラダ油大さじ1を入れて熱し、皮をむき千切りにしたニンジン1本を入れて炒める。しんなりしてきたらサバ缶1/2の身を加えて炒め合わせ、酒少々、塩、こしょうをふり味をととのえる。最後に溶きほぐして塩少々を混ぜた卵を入れ、全体を混ぜる。

血野菜です。ニンジンは血を補うとともに、疲れ目や視力回復にも役立ちます。

また、**いちご**、**ブルーベリー**などの**ベリー類**、**レーズン**、**プルーン**、**クコの実**も血を補います。意外かもしれませんが、サバはフルーツとの相性もよい魚。サバサンドや、しめサバを使ったサラダのトッピングに使うと、パワーアップ&新たな美味しさを発見できるはず。

**黒ごま**は血をチャージするとともに、白髪、抜け毛など髪の老化に役立つ食材。その効能は「潤《じゅん》膚《ふ》烏《う》髪《はつ》」といわれ、髪も肌もつややかに保つパワーがあります。サバにまぶして、手軽に薬膳効果を底上げしましょう。

ドリンクでは**赤ワイン**が、造血効果大。「赤ワインのお供に、サバつまみ」で血液サラサラなほろ酔いタイムを。

＼＼お手軽//

造血サバ薬膳

## サバとほうれん草のサラダ

サラダほうれん草１把はザク切りにしてボウルに入れる。サバ缶の身も加え、オリーブ油、しょうゆ、酢各大さじ１、みりん小さじ１、ニンニクとショウガのすりおろし少々、黒すりごま大さじ１を、混ぜ合わせたドレッシングであえる。

＼＼お手軽//

造血サバ薬膳

## フルーティーサバサンド

ボウルにスライスしたしめサバ１枚と、ヨーグルト大さじ１、タマネギのみじん切り大さじ１、皮をむきひと口大に切ったグレープフルーツ1/4個、レーズン大さじ１、レモン汁とニンニクすりおろし少々を入れてあえ、塩、こしょうで味をととのえトーストでサンドする。

Column

# 「朝イチでサバ」が効果絶大!?　サバの栄養パワー

サバの栄養素においてなんといっても嬉しいのは、オメガ3脂肪酸の代表格であるＤＨＡ、ＥＰＡが豊富なことです。

ＤＨＡ（ドコサヘキサエン酸）は脳や目の網膜などの神経系に存在する脂質。細胞膜に取り込まれると、神経伝達をスムーズにする働きがあります。脳機能の維持向上、網膜機能の維持向上に役立つのです。つまり脳の若返り、学習機能アップ、認知症発症リスクの軽減、視力低下などに有効だということ！　また中性脂肪の低下、動脈硬化予防にも役立ちます。

ＤＨＡは成人で１日に２０００㎎の摂取が望ましいとされていますが、サバを１００g食べるだけで１０００㎎も摂取することができるのです。

ＥＰＡ（エイコサペンタエン酸）は血液をサラサラにして血栓を防止するとともに、末梢の細い血管にまで血液が届くので、身体に必要な酸素や栄養を身体の隅々まで行き渡らせるのに役立ちます。高血圧予防、中性脂肪、総コレステロール低下などに有効とされています。

そして、サバには体内の血や肉を作るために欠かせない3大栄養素のひとつである、タンパク質も豊富。筋肉や強い骨を維持し、体内の細胞を修復するためには、良質なタンパク質の摂取が重要。サバを食べることは、若々しく疲れにくい身体や、ハリのある肌をつくることにも役立つのです。

そのほかにも、美肌に役立つビタミン$B_2$、貧血改善によいビタミン$B_{12}$、カルシウムの吸収促進、骨形成を助けるビタミンＤ、抗酸化作用のあるビタミンＥなどの栄養素が含まれています。

また、サバの栄養をあますことなく手軽に取り入れられるのが「サバ缶」。生であれば捨ててしまう骨や皮の部分も詰め込んだサバ缶は、カルシウムの量がバツグンに豊富。その量は生の40倍以上！

そんなサバを効果的に取り入れる「タイミング」が、新たな研究で発見されました。マルハニチロ中央研究所、産業技術総合研究所、農研機構の共同研究発表によれば、朝、ＤＨＡ、ＥＰＡを摂取すると「中性脂肪が低下する」ことが判明。ＤＨＡ、ＥＰＡは朝取り入れたほうが、体内への吸収も高まるというデータも確認されました。つまり、ダイエットには「朝イチでサバ」が効果的！

「スーパーフード」サバを食べこなして、パワフル&ビューティを目指しましょう。

# 4章

## 体と心の悩みに効く

# 『不調撃退サバ薬膳』

# 「アンチエイジングサバ薬膳」で年齢不詳を目指す

いつまでも若々しくパワフルで、美しさをキープしたい！　サバで血行を促進して巡りのよい身体をつくることはアンチエイジングにつながりますが、さらなる若返りを目指すなら、薬膳において老化撃退に強力なパワーを持つ食材と組み合わせた食養生がおすすめです。

老化は「腎」とよばれる臓器との関わりが深いとされています。腎は人間の成長や発育、老化をつかさどり、全身のエネルギーをためておく臓器。まさにアンチエイジングの要です。ここが弱ると白髪が増え、耳が悪くなり、足腰が曲がって弱くなる、歯がもろくなる、もの忘れが激しい、と老化現象が加速します。

中医学では女性の身体は7歳周期で変化するといわれ、最も充実しているのは28歳。そして35歳からは腎はガクッと衰えてシワができはじめ、42歳でさらに老化が加速して白髪が増え、49歳で閉経し生殖能力がなくなる……と老化が進みます。

男性の場合は、32歳で男性としての身体が最も充実した時期を迎え、40歳で髪の毛が薄くなり骨が弱くなったりしはじめ、48歳になると顔にシワがより白髪が増え、56歳で生殖

＼＼お手軽//
## アンチエイジングサバ薬膳
# サバのブラック丼

ボウルにサバ缶1缶の身、塩昆布大さじ1、黒ごま大さじ2、しょうゆ大さじ1、豆板醤と酢少々、うずらの卵4個を割り入れて混ぜる。丼にごはんを盛ってのせ、刻んだ細ネギ、もみのり適量をちらす。

力が欠乏してさらに8の倍数で老化。つまり、男女ともに28歳、32歳のピーク時から腎を鍛える食養生をスタートしてこそ、年齢不詳を目指せるということ！

サバにプラスする、腎パワーアップのためにおすすめなのは「黒食材」。薬膳の考え方のひとつである「五行説」では、身体の機能と色を関係づけています。腎をつかさどる色は黒。**黒ごま・昆布・のり・ひじき・わかめ・もずく**などの**海藻類**、**黒砂糖**や、活血食材としてもおすすめしている**黒きくらげ**、**黒豆**は生命力や気力を養い若々しさを保つパワーがあるのです。「サバ×黒」で、老化に歯止めをかけましょう。

黒食材以外にも**うずらの卵**、**ブロッコリー**、**栗**、**くるみ**、**クコの実**も腎の機能を高める働きが強い食材。積極的にサバと組み合わせましょう。

# 「疲労回復サバ薬膳」でパワーチャージ

最近、なんだかくたびれやすい。ぐっすり眠ってもなかなか疲れがとれない……。そんなときには、サバにパワーアップ食材を組み合わせて、エネルギーチャージしましょう。

中医学では疲労は「気が足りない」状態＝「気虚」としています。気とは、体内のいたるところを巡っている目には見えないエネルギー。生命活動を維持する源である気が不足するとつねに倦怠感や疲労感があり、免疫力が下がって風邪をひきやすく、新陳代謝も悪くなるなどトラブルだらけに。

もともと体質的に気が足りていない「気虚」タイプは、つねに「疲れた」を連発しがちです。気虚タイプの特徴としては、胃の調子がすぐ悪くなる、下痢しやすい、年がら年中風邪をひきやすい、朝なかなか起きられない、睡眠時間に関係なくやたら眠い、声が小さいといった傾向があります。

また、汗をやたらかくのも気虚の特徴。気には皮膚の表面に体液を漏れ出さないための「固摂作用」があります。暑さに関係なく、ダラダラと汗をかいてしまうタイプは「気のストッパー」効果がないのです。

＼お手軽／

## 疲労回復サバ薬膳

### サバとナガイモ、まいたけの卵とじ

鍋に水１/2カップ、しょうゆ、みりん、酒大さじ２を加えて火にかけ沸騰したらサバ缶１/2缶の身を汁ごと、薄切りにしたナガイモ８㎝、ほぐしたまいたけ１パック、斜め薄切りにしたネギ１/2本を加える。野菜に火が通ったら溶き卵３個を入れて全体を混ぜる。

また営業マンや、接客業、先生などしゃべることが多い仕事の場合、特に気を放出し続けているため消耗しがちなので要注意。

気を補うのに代表的な食材といえば、「**ナガイモ**」。中国では、「山薬《さんやく》」といわれ、立派な生薬です。滋養強壮、疲労回復、体力増進とそのパワーは食べる栄養ドリンク級！　さらにアンチエイジングにも糖尿病にも下痢にも美肌にも優れた効果があり、まさに「万能イモ」なのです。

そのほか、すみやかに気を補うのにおすすめなのが**きのこ類**。特に**まいたけ**がおすすめです。豆類も代謝を高め、気を補う作用が高い食材です。

**卵**もパワフルフード。古来より中国の王様へ必ずお土産ものに使われるほど「栄養の源」として重宝された食材です。ぜひ、サバと組み合わせて疲労撃退を。

# 「ストレス解消サバ薬膳」でリラックス

毎日仕事が忙しく、トラブル続きでたまりまくるストレス……。ストレスがたまっている状態を、中医学では「気の流れが滞っている状態」＝「気滞」と考えます。「気の巡り」は西洋医学でいう「自律神経」と重なり、そのコントロールがうまくいかずに精神不安定になり、イライラしたり怒りっぽくなるのです。

気が滞っていると胃の張り、胸や脇に張った痛みがある、ため息が多い、げっぷが多い、目が疲れる、不眠といった症状も見られがち。生理前にイライラがひどくなるＰＭＳに悩まされる人も多くみられます。

気の流れが滞ると、血の流れも滞りがちになってしまいます。サバで血の巡りをしっかりとアップしながら、気を巡らせる食材を取り入れてストレスを撃退しましょう。

気の巡りをよくする食材の代表は「香り野菜」。**セロリ**、**春菊**、**三つ葉**、**ハーブ**、**青じそ**、**パセリ**はスッキリした香りが気の流れをスムーズにして、ストレスを解消してくれます。

特におすすめなのが、セロリ。気の流れをよくする肝の働きを助け、身体にこもった余

＼お手軽／
## ストレス解消サバ薬膳

### サバ干物とオレンジのサラダ

フライパンにオリーブ油を入れて熱し、サバみりん干し１尾を焼いてほぐし、ボウルに入れる。皮をむいて食べやすく切ったオレンジ１個、ルッコラ１把、ヨーグルト大さじ２、オレンジの皮のすりおろし適量も加えて全体を混ぜる。

分な熱を冷まし、興奮状態を鎮めます。また、のぼせや頭痛、めまい、目の充血や高血圧にもおすすめの野菜です。

春菊もイライラを解消して精神を安定させてくれます。

ストレスで胃の不調を感じている人には、**パクチー**がおすすめです。気の巡りをよくするとともに独特の香りが食欲を増進し、胃の調子を改善してくれるのです。

また、**オレンジ**、**グレープフルーツ**などの柑橘類も肝の機能を高めることで、気を巡らせてリラックスさせてくれる効果があります。

そのほか**大根**、**菊花**もおすすめ。居酒屋でサバの刺身やしめサバを頼んだら、青じそ、ツマ、パセリ、菊花などの「付け合わせ」はストレス解消のために、必ず食べること！

Column

# アレンジは無限大！「洋風サバ料理」でいつもサバを食卓に

一大ブームとなったサバ。その理由はサバの「洋風」レシピが注目されたことにもあります。5年ほど前から、「サバの洋風化現象」が起きはじめました。東京都内のサバ料理専門店ではカルパッチョや、グラタン、アヒージョ、パスタなどイタリアン、フレンチのアレンジを施したメニューが登場。さらに、ご当地サバグルメとして青森県八戸市では、八戸前沖さばを使ったチーズ入りのライスコロッケ「サバめしコロッケ」、福井県小浜市ではトマトベースのだしで楽しむ「若狭おばま鯖おでん　情熱の赤」、静岡県伊東市ではサバのすり身を使った「サバのボロネーゼ」などが人気をよびはじめました。

続いて、「サバサンド」が登場。サンドするサバは焼いたりフライだけではなくしめサバや干物だったり、パンもバゲット、トースト、ピタパンなどバラエティにあふれ、味付けもフレンチ、イタリアン、エスニックなどじつに多彩なサバサンドが販売されるようになりました。塩焼き、味噌煮といった和食のイメージが強いサバですが、洋風でもとても美味しくいただけます。味にパンチのあるサバは「肉」と置き換えがきく魚。洋風サバ料理で、飽きることなくサバの栄養を取り入れましょう。

5章

# 1年を元気に過ごす

# 「季節のサバ薬膳」

# 「季節のサバ薬膳」で365日いつも元気！

薬膳で不調の改善のために、おさえておきたいポイントが「季節」。季節に合わせたサバ薬膳を実践することで、１年中血液サラサラ、トラブル知らずのパワフルボディを作ることができるのです。

人間の身体は確実に外界の影響を受けています。たとえば、春はなんだかイライラする、梅雨は身体がどんより重だるい……といったことが思い当たりませんか？

中医学では「人間は自然の一部であり、自然に対応して生きることで、健康や美容はおのずと手に入る」という思想があります。自然の流れ、季節にそった食べ方が重要とされているのです。

また、薬膳では「その季節に合った食養生をすることで、次の季節を快適に過ごせる」と考えます。たとえば暑い夏に失った汗を補う食養生をすることで、空気が乾燥する秋に、全身の乾燥トラブルに悩まされずにすむのです。いわば、「季節を先読みした食事」でもあるのです。旬の食材を取り入れ、季節にそったサバ薬膳の積み重ねで「３６５日元気！」を目指しましょう。

# 「春のサバ薬膳」でダイエットに成功

春が来て、薄着の季節。冬の間にムダ肉を増やしてしまったあなた、チャンス到来です。

じつは、春は1年で最もダイエットに成功しやすい季節！

ダイエットには向き、不向きの季節があります。冬は寒さに耐えるために、身体が栄養をためこむ季節。よって、冬のダイエットはやせにくく、それどころか身体に負担をかけて体調を崩す原因になってしまいます。

しかし、春は新陳代謝がアップして、冬の間に蓄積した余分なものをいったんリセットするために余分な脂肪や老廃物を追い出そうとする「デトックスの季節」。徹底的に「身体のゴミ出し」をするチャンスなのです。

「春ダイエット」の効果を上げるコツは、解毒をつかさどる臓器「肝」の働きをサポートしながら、デトックス効果のある食材をサバと組み合わせること。血中の老廃物を洗い流すサバの効能とダブルで、ムリなく自然にムダ肉をそぎ落とすことができるのです。

また、この時期にきちんとデトックスすることで、春に引き起こしがちな身体の不調や肌荒れなどのトラブルも解消できます。

＼＼お手軽／／

## 春のサバ薬膳

# サバと菜の花のサラダ

菜の花１束はかたい根元を１㎝ほど切り落とし、２～３分ゆでて水にとってしぼる。ボウルにサバ缶1/2缶の身、菜の花、粗くみじん切りにしたゆで卵1個、マヨネーズ大さじ2、粒マスタード大さじ１を加えて塩、こしょうで味をととのえる。

おすすめは春に多く出回る「苦みのある食材」。まさに解毒を促す「天然のデトックスフード」は春ダイエットの強い味方なのです。

**セリ**は解毒作用を活発にして、老廃物を追い出す作用が優れています。高血圧、目の充血の改善にも役立ちます。

**菜の花**と**フキ**はサバと組み合わせると、美肌にもうれしい薬膳メニューになります。菜の花は解毒とともに炎症を鎮めるので、吹き出ものにもおすすめ。フキも浄血作用が高く、サバ同様シミにも効能があります。

また、**ワラビ**、**コゴミ**、**フキノトウ**、**タラの芽**などの山菜類、便秘の解消にもよい**タケノコ**も積極的に取り入れたい食材。

サバに「ほろ苦風味」をプラスして、一気にスリム化をはかりましょう。

# 「梅雨のサバ薬膳」でどんより不調を撃退

じとじと雨が続き、身体もどんより、体調がいまひとつ……。梅雨になり、湿度の高い日々が続くと、人間の身体にも梅雨の湿気が入り込み、余分な水分が停滞してトラブルを引き起こしやすくなります。

湿気によるトラブルの特徴は、「重い、濁る、粘る、滞る」。頭や身体が重だるい、軟便、目やに、じんましんなど湿疹が出やすい、化膿しやすいといった症状を引き起こします。また湿気は下にたまりやすいため、吐き気、下痢、みぞおちがつかえる、さらには気持ちも落ち込みがち。

また、湿気は「脾」を弱めます。消化器官と水分代謝をつかさどる脾が弱ると、むくみ、体力の低下、食欲不振といった症状を引き起こしやすくなります。もっとも顕著なのが、むくみ。そもそも脾が弱くてむくみやすい人はさらにむくみやすく、水太り系は、さらに巨大化します。

梅雨時期トラブルを乗り越えるには、身体の中から脾を強めて、湿気を取り除く食材をサバと組み合わせることがポイントです。食べて「除湿」「乾燥」「脱水」を心がけましょ

\\ お手軽 //

### 梅雨のサバ薬膳

## 緑豆もやしとサバのエスニック炒め

フライパンに油を入れて熱し、みじん切りのショウガ、ニンニクを炒め、香りが出てきたらサバ缶1/2缶の身、緑豆もやし1袋を加えて炒める。火が通ったらナンプラー、酒各大さじ1/2で調味し、塩、こしょうで味をととのえる。

う。

脾をパワーアップし、身体の余分な水分を排泄するのにおすすめなのは、**豆類**。特に、**枝豆、ソラマメ**が梅雨どきの強い味方。

また利尿効果の高い食材を積極的にとることも大切。**緑豆もやし、とうがん、とうもろこし**は梅雨の「除湿３大横綱」食材。

緑豆もやしは、余分な水分を排泄する働きが優れた食材。緑豆春雨にも同様の効果があります。とうがんは皮と種が利尿の生薬として使われているほど、むくみに効果絶大！

とうもろこしも利尿作用の高い食材。血圧、血糖値低下にもよく、利尿パワーで結石を出す効果もあります。海藻類もおすすめです。

サバと「除湿フード」で梅雨どきをさわやかにのりきりましょう。

# 「夏のサバ薬膳」で夏バテ知らずのパワフルボディ

いまや亜熱帯と化した日本の夏。表に出るだけでグッタリする毎日を、「夏バテ撃退サバ薬膳」でのりきりましょう。

夏は、夏の暑さにより1年で最も体力を消耗する季節。汗をかくことで水を失い、さらに汗とともに、元気の源である「気」も一緒に排出されてしまうため、気もガタ減り。だるい、やる気がないといった夏バテの症状を引き起こしてしまいます。

そして気の目減りはひいては、血の不足という事態も招きます。夏は「気・血・水」すべてが消耗されるという1年で最も過酷な季節なのです。サバ＋夏をのりきる食材でしっかりケアしましょう。

まず、夏は身体にこもった熱を冷ます食養生が大切。とはいえ冷たい食べもの、氷がどっさり入ったものを食べるという意味ではありません。熱を冷ます性質を持った食材を多めにとるということ。**ゴーヤ**、**キュウリ**、**レタス**、**セロリ**などの食材を取り入れましょう。

そして、汗をかいて失った水分をチャージしておくことも大切です。「じゃあ水をたくさん飲めばいい」と思いがちですが、そうではありません。水を飲むこと＝体液を増やせ

＼お手軽／
## 夏のサバ薬膳

# しめサバトマトそうめん

トマト2個、キュウリ1本、しめサバは小さめの角切り、バジルを粗く刻んでボウルに入れ、オリーブ油大さじ2、めんつゆ(ストレート)大さじ4を加えてよく混ぜる。ゆでたそうめん4束を冷水で冷やし、水を切ってからボウルに入れてあえる。

るわけではないのです。あくまで身体に体液を生み出す食材を補うことが必要。水のガブ飲みは、食欲不振のもとになってしまいます。いよいよ夏バテがひどくなってしまうので、上手に食べこなすことがポイントです。

また、体内に潤いを与えておくと、日射しという「火」を、水が消してくれることで日焼けしにくくなります。「食べるＵＶケア」としても覚えておきたいテクニックです。

おすすめは**トマト**、**オクラ**。特にトマトは身体の熱を冷ます高い暑気払い効果とともに、身体に必要な水分を与えてくれるので、たっぷり取り入れたい野菜です。また**梅干し**ものどの渇きを抑えるとともに、夏場の食欲不振にも効果大。

サバと上手に組み合わせて、猛暑に負けない身体を作りましょう。

# 「秋のサバ薬膳」で全身の乾燥トラブルをストップ

過ごしやすくさわやかな、心地よい季節ですが、体調管理のために注意しておきたいのが「乾燥」。

秋は空気が乾燥する季節。乾燥した空気の影響を受けやすい臓器は「肺」。肺は呼吸によって大気中のきれいな気を吸い込み、汚れた気を排出する働きがあります。この働きが乾燥によって弱ると咳、痰がからむ、のどの痛みや鼻づまりなど気管支トラブルを引き起こしやすくなるのです。

もともとぜんそく、扁桃腺《へんとうせん》が弱いなど気管支にトラブルのある人は症状が悪化しやすいので要注意。

また、肺の弱りは免疫力の低下につながります。風邪をひきやすくなったり、アレルギー症状が悪化しやすくなるのです。アレルギー性湿疹、アレルギー性鼻炎にも気を付けたい季節。

そして肺の乾燥は、全身の乾燥を引き起こします。ドライアイ、鼻づまり、のどの渇き、唇のひび割れ、髪のパサつきと、全身の水分が蒸発しやすくなるのです。

＼＼お手軽//

## 秋のサバ薬膳

# サバとレンコンのやっこ

レンコン5㎝の皮をむき、薄切りにして酢水にさらし、耐熱皿に入れラップをして5分加熱する。水切りした豆腐1丁の上に、サバ缶1/2缶の身とともにのせ、しょうゆ適量をかける。白すりごまをふり、もみのりをまぶして、わさびを添える。

肺は皮膚との関連が深い臓器。その機能が低下すると皮膚の表面をガードする機能が弱まり、水分代謝が悪くなって乾燥肌とシワの原因に。ようは「秋は1年で最もシワができやすい季節」！

また、経絡上、肺とつながる大腸も乾燥し、便秘をしやすいシーズンでもあります。

とにかく、秋は肺にたっぷりと潤いを与える食材をサバと組み合わせることがポイント。

おすすめ食材は、**レンコン**、**ナガイモ**、**白菜**、**豆腐**、**牛乳**、**豆乳**、**白ごま**など。見ておわかりのとおり、肺の働きを高めて潤いを与えるのに有効な食材は「白食材」。全身の乾燥を防ぎ、肌をしっとり保つ「モイスチャー美容液」的な食材でもあります。

サバと白い食材の組み合わせで、秋の体調を万全に整えましょう。

# 「冬のサバ薬膳」で究極の温活

日々つのる寒さをのりきるためには、身体の中からしっかりと温めることが大切です。冬は寒さによって身体が冷えることでトラブルを起こしやすい季節。冷えは万病のもといいますが、免疫力が落ちて、本来備えている修復機能が低下し、風邪をひきやすくなったり、疲労の原因につながります。

また寒さによって、血流の循環が悪くなることで、頭痛、神経痛、女性の場合は生理痛など痛みを伴う症状がひどくなりがちです。

また、冬は人間の成長や老化をつかさどる臓器「腎」の働きが衰えやすくなります。つまり、冬は恐ろしいことに「1年で最も老けこみやすい」季節でもあるのです。

さらに腎は泌尿器系、骨とも関係があるため、頻尿、腰痛などのトラブルも引き起こしやすくなります。

腎は寒さに弱いので、冬老け防止のためにも冷えは厳禁。中国では、冬にしっかり体を温めると長生きするとも言われているほどです。

血行を促進するサバは、冷え解消、特に手足の末端の冷えに大いに役立ちます。さらに

＼＼お手軽／／

冬のサバ薬膳

## サバの温活スープ

鍋に湯2.5カップを入れてわかし、斜め薄切りにしたネギ1/2本、ショウガのすりおろし1かけ、サバ缶1/2缶の身と汁を入れて火を弱めて5分煮たら、ざく切りにしたニラ1/2把を入れて塩、こしょうで味をととのえ、ごま油少々と山椒をふる。

冬の体調をベストに保つには、身体を温める食材をサバと組み合わせることがポイントです。

身体を温める王様的食材といえば、**ショウガ**と**ネギ**。ショウガは生姜《しょうきょう》とよばれる、立派な冷え解消の生薬。強い発汗作用で寒気をとり、風邪や冷えによる胃腸の不良や、下痢にもよい食材です。ネギも身体を温めて、寒さを追い払います。どちらもサバを食べるときの薬味として、欠かさず利用するのがおすすめです。

またスパイス類はとても身体を温める効果が高いので、ぜひ使いこなしてみて。特に、**山椒**は冷えによいスパイス。麻婆豆腐に使われる**花椒**《カショウ》なら、さらに効果が高まります。そのほか、**こしょう**、**シナモン**、**クローブ**、**八角**もおすすめ。

サバと体を温める暖房食材で、「究極の温活」を実践しましょう。

付録

サバジェンヌおすすめ!

鯖

# 絶品
# サバグルメ

サバ缶／しめサバ／サバ寿司／洋風サバ商品

サバジェンヌおすすめ！

# サバ缶

## 食べ飽きない「わんこサバ缶」

**月花さば水煮（マルハニチロ）**

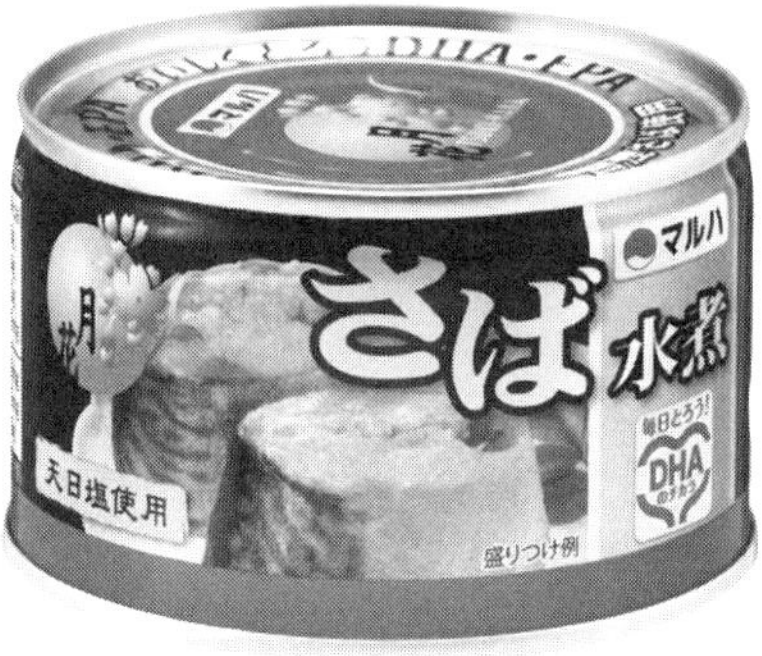


脂がのった大型国産サバを使用。天日塩だけでサバの旨みを引き出している。サバの脂のり、とろんとした皮目、ホックリした身の味わいをストレートに堪能できる。いくら食べても飽きない、もはや「米」的存在。いつ食べても「きちんと美味しい」ブレのなさも魅力。

**問い合わせ先** マルハニチロ
☎ 0120-040826（お客様相談室）
https://www.maruha-nichiro.co.jp

## 独自の下処理でスッキリ、まろやか

**鯖水煮缶詰（福井缶詰）**

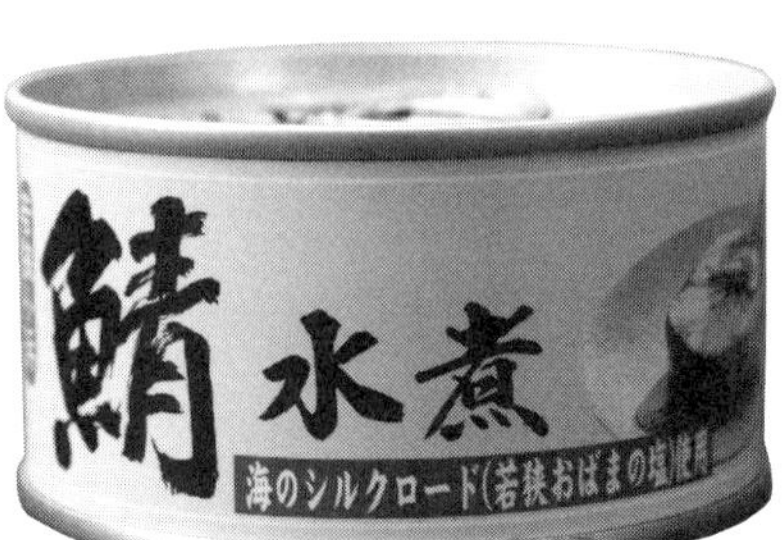


脂のりバツグンのサバを缶に入れ、いったん蒸して余分な水分や脂分を除去してから加工するという独自の下処理を施している。「サバ缶界の大吟醸」とよびたい澄み切った缶汁がその証。まろやかで雑味がなく、スッキリした後味でとりこになること間違いなし！

**問い合わせ先** 福井缶詰
☎ 0770-52-3450
http://www.fukuican.co.jp

## サバ缶マエストロの神技を堪能

**味わい鯖水煮（味の加久の屋）**

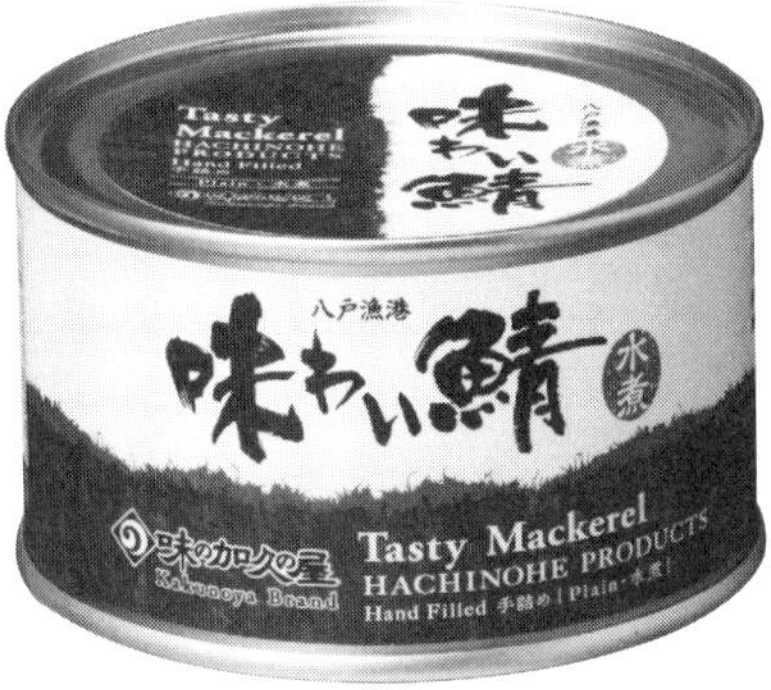


「目利きマイスター」が八戸港で選び抜いた高鮮度、高脂肪のサバに丁寧な下処理を施し、10年以上経験を積んだ「手詰めマイスター」が手作業で缶に詰めて仕上げている。洗練された味わいは、サバ缶のマエストロたちだからこそ成せる技。

**問い合わせ先**　味の加久の屋
☎ 0120-34-2444
http://www.ichigoni.co.jp

## パスタやサバサンドにぴったり

**TOMINAGA SABAオリーブオイル漬け（富永貿易）**

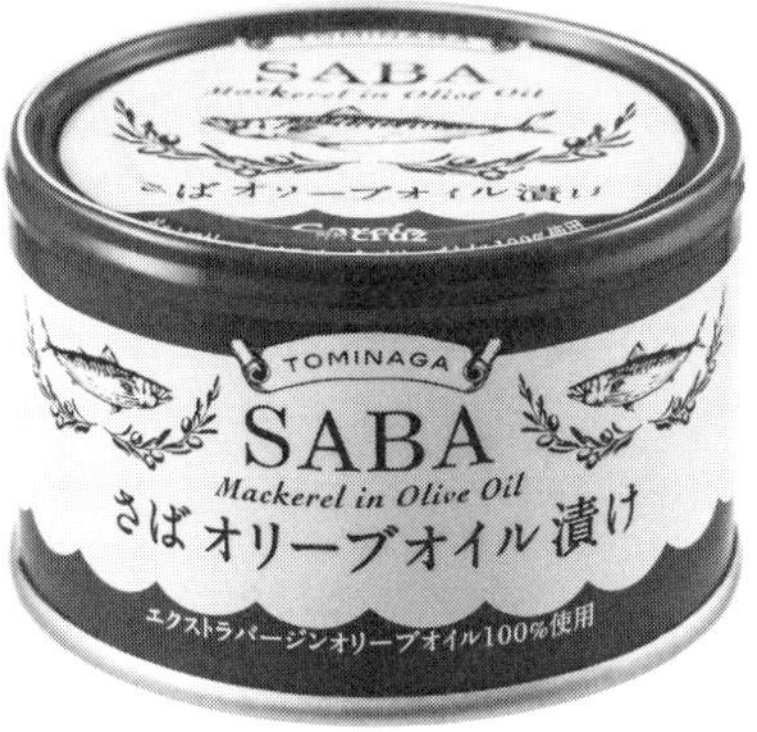


厳選された国産サバを、1872年創業のスペイン「ガルシア・デ・ラ・クルス社」の100%エクストラバージンオリーブオイルに漬け込んでおり、良質なオイルが、ホクッとしたサバの脂と見事になじんで、うるわしい味わい。パスタやサバサンド、サラダに使うのがおすすめ。

**問い合わせ先**　富永貿易
☎ 078-232-8600
http://www.tominaga.co.jp/

## サバ缶界の「お弁当箱」！

**ねぎ鯖 塩だれ（高木商店）**

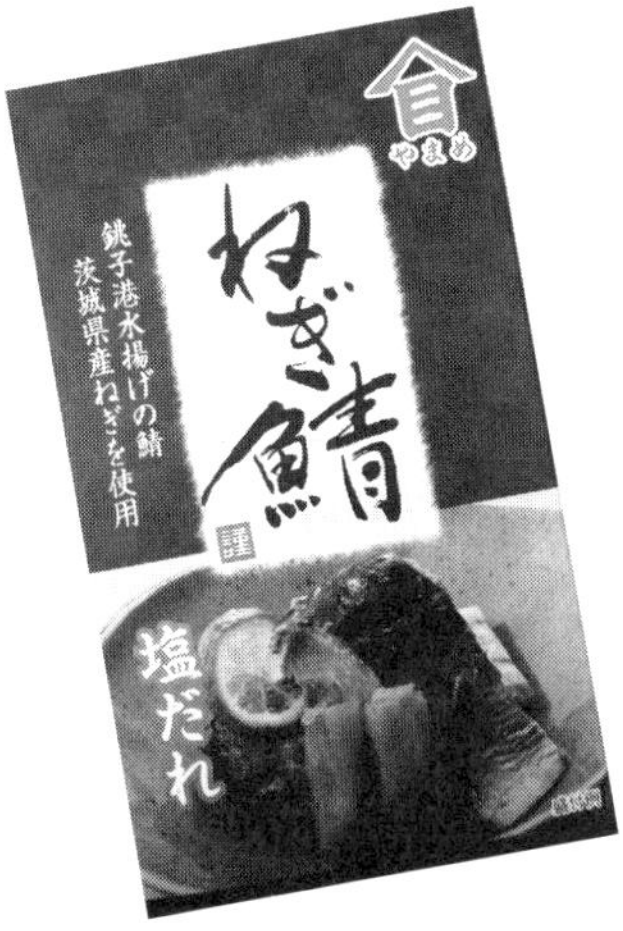


サバは銚子水揚げ、最も脂のりがいい時期に漁獲された500g以上のものを使用。つくばの契約農家が育てた、泥を落としただけの鮮度バツグンのネギとともにお弁当箱のように、別々に手詰めしている。ネギの香りがうつったサバも、サバの旨みがうつったネギもとても美味しい。

**問い合わせ先**　高木商店
☎ 0479-44-1133
https://www.takagi-shouten.com

サバジェンヌおすすめ！

# しめサバ

## 八戸前沖さばの旨みを堪能

**御馳走しめさば（武輪水産）**

青森県八戸市のブランドサバ「八戸前沖さば」の大型サイズ「銀鯖」のなかでも、特大を厳選して使用。醸造酢と砂糖を主としたほんのりまろやかな酸味が、サバの旨みをくっきりと際立たせている。締まりすぎず、まるで刺身のような食感も素晴らしい。

**問い合わせ先**　武輪水産
☎ 0178-33-0123
http://www.takewa.co.jp

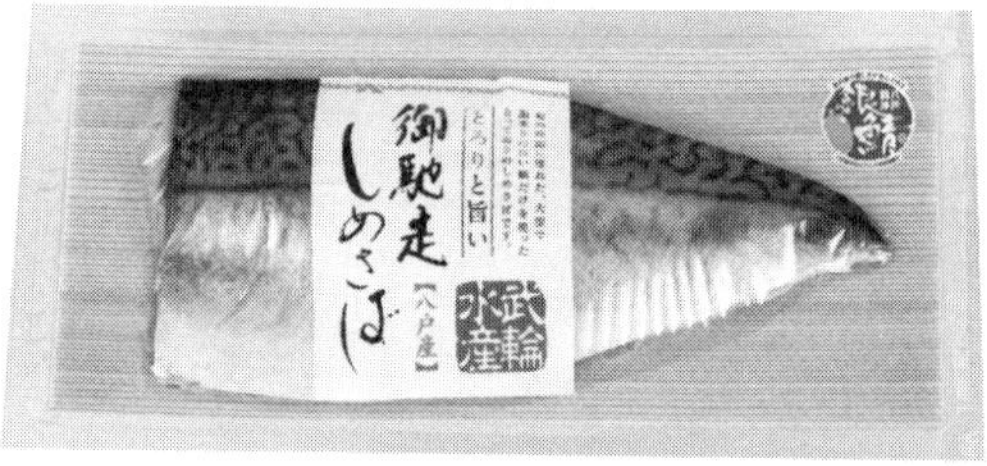


## 梅酢で仕上げたやさしい味わい

**切れてる！　梅酢しめさば（ディメール）**

厳選したサバを梅酢で仕上げた、しめサバ。ほんのりした梅の香りと風味がやさしい味わい。梅酢はクエン酸など有機酸が豊富なため青魚特有の臭みをとる効果が高く、サバが苦手な人にもおすすめ。スライスしてあるので、まな板と包丁不要なのもうれしい。

**問い合わせ先**　ディメール
☎ 0178-71-2288
http://www.de-mer.com

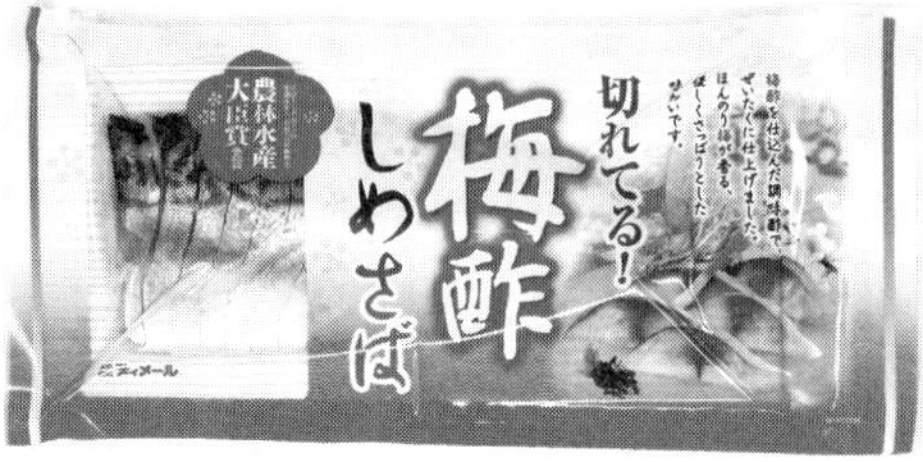

## 歯ごたえと、とろけっぷりに感涙

**「おかげ鯖しめさば」(みなみいせ商会)**

---

三重県南伊勢町「おかげ鯖」は、いま日本でいちばん新しいブランドサバ。黒潮が流れ込む日本有数の漁場・熊野灘で育まれたエッジのたった歯ごたえ、上質な脂のりをいかすべく、酢と塩の加減は控えめに仕上げたしめサバは「コリ、トロッ」。感涙モノの味わい。

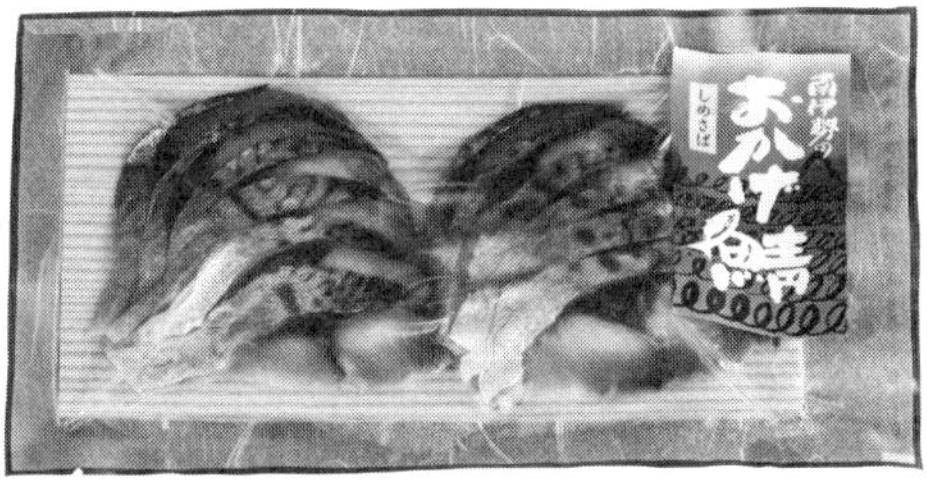


**問い合わせ先** みなみいせ商会
☎ 0599-77-6995
https://minamiise-shokai.com/

## 旬さばの上品な「しっとり脂」を満喫

**特選　旬しめさば(日本遠洋旋網漁業協同組合)**

---

長崎県松浦市で水揚げされたエンマキのブランドサバ「旬さば」を使用。弾力のある歯ごたえ、しっとりした脂のりが魅力のサバを、魚市場内の工場でひとつひとつ手作業で加工。長崎県産の塩、特製の調味液で仕上げ、上品な脂を存分に楽しめる。九州の甘口しょうゆで食べるとさらに旨い!(現在、セット販売のみ)

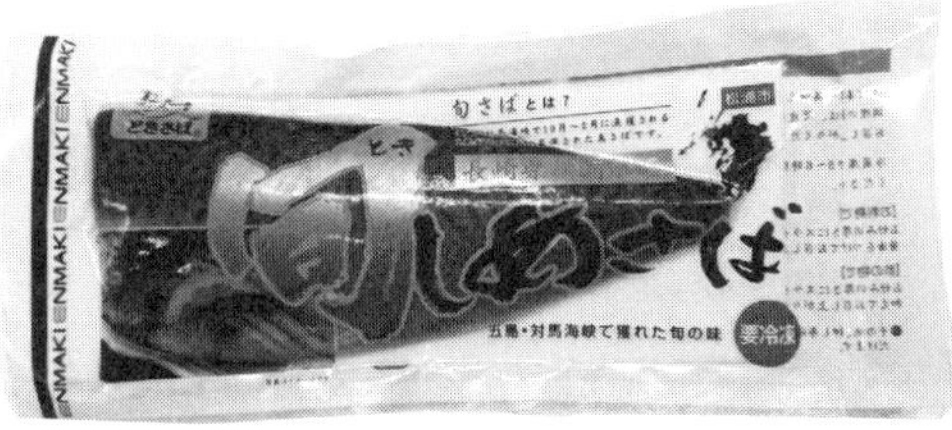


**問い合わせ先** 日本遠洋旋網漁業協同組合
☎ 0956-72-3434
http://www.osakana.or.jp

## 五穀酢でフルーティーな仕上がり

**北釧鯖プレミアムしめさば(釧路市漁業協同組合)**

---

北海道釧路市のブランドサバ「北釧鯖」の800g以上を使用。その味わいを引き出すべく漁協職員自ら寿司屋に相談。塩は手ぶり、五穀酢を加えた調味液でフルーティーに仕上げてある。まろやかで芳醇なとろけっぷり。噛むと弾け出すジューシーな脂に感動!

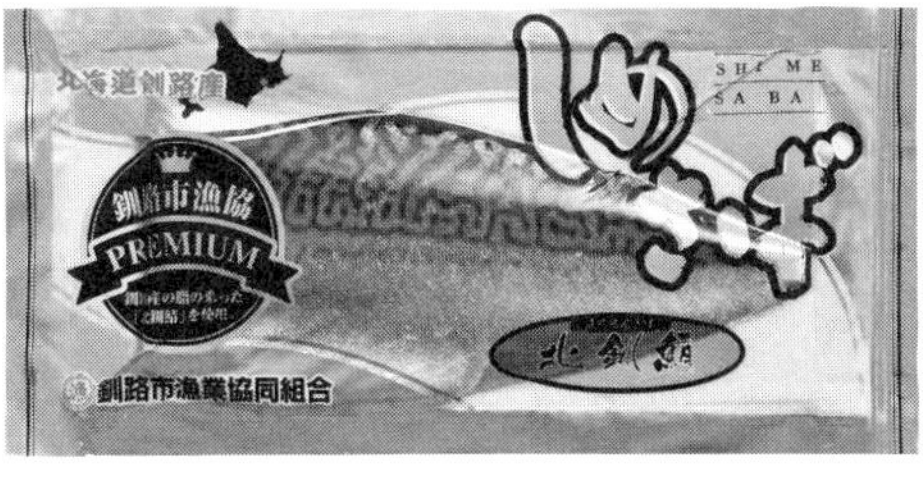


**問い合わせ先** 釧路市漁業協同組合
総合流通センター
☎ 0154-53-8181
http://www.gyokyou.or.jp/

サバジェンヌおすすめ！

# サバ寿司

## このうえなく上品な味わいにうっとり

**金華鯖棒寿司（魚庵）**

こだわりの棒寿司が人気の大阪「魚庵」。800〜900ｇ以上と脂のりバツグンの「金華さば」を、熟練の職人による甘み、酸味が「黄金比率」の調味液に漬け、シャリは「口の中でほどけるような押し加減」で仕上げたサバ寿司はこのうえなく上品な味わい！

**問い合わせ先**　魚庵
☎ 06-6147-5205
https://uoan.jp/sp

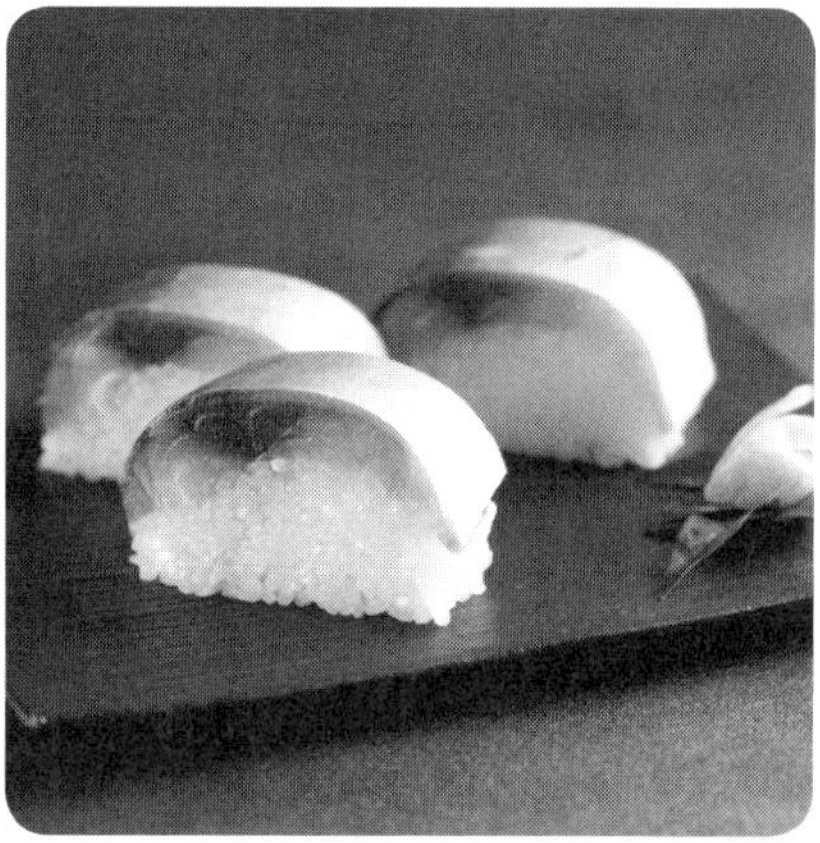

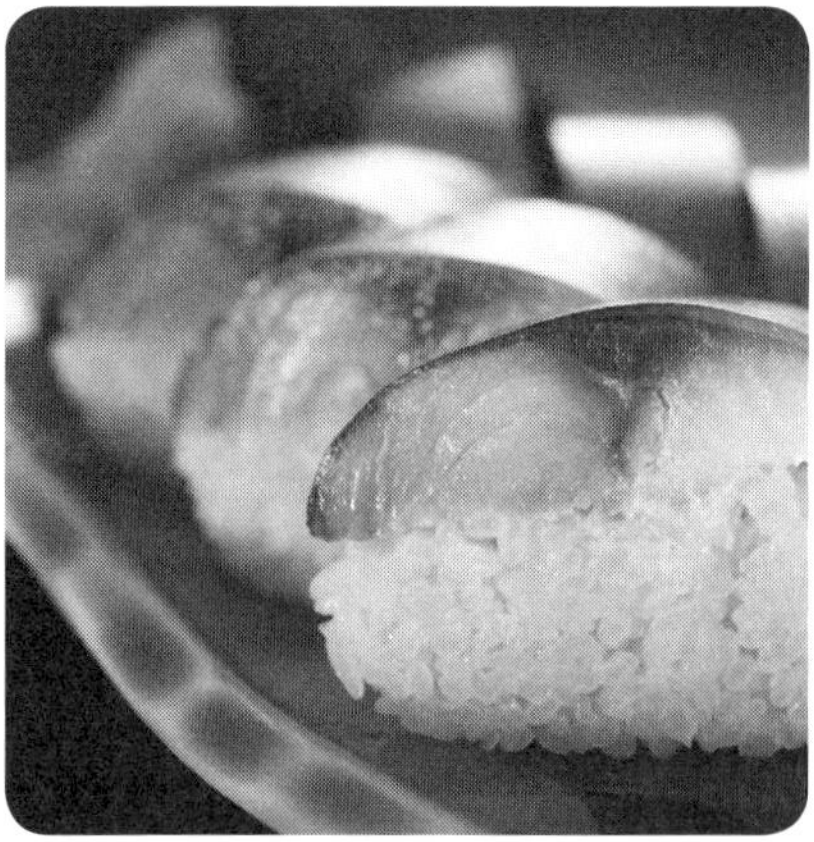

## サバ寿司界のシフォンケーキ!?

**極上鯖ずし（銚子プラザホテル）**

サバ水揚げ量日本一を誇る千葉県銚子市のブランドサバ「極上さば」。カキ殻、香味野菜、海藻などで作った秘伝の「熟成酢タレ」で仕上げたサバは生よりも旨みがあふれる味わい。そして身がふんわり、やわらか。“サバ寿司界のシフォンケーキ”と呼びたい絶品。

**問い合わせ先**　銚子プラザホテル
☎ 0479-22-0070
https://www.choshiplaza.com

## 筋肉質で躍動感あふれる東シナ海のサバを堪能

**鯖寿司(鯖みやま)**

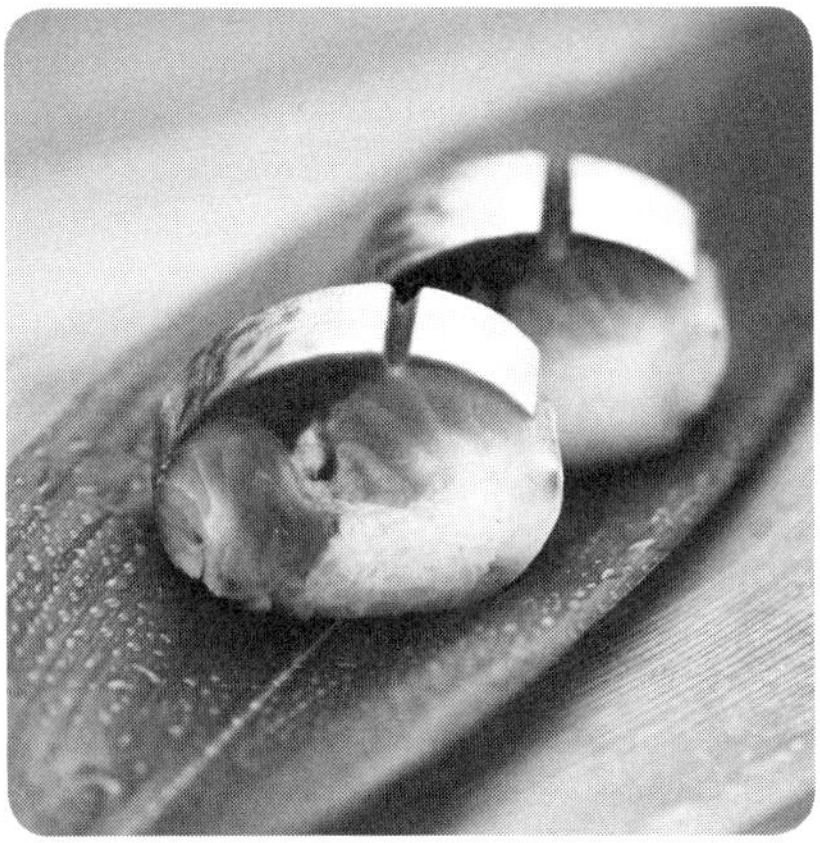

長崎五島列島西沖・東シナ海で獲れた700g以上のサバを使用。常連客が「死ぬ前に食べたい」と絶賛するサバ寿司は、筋肉質で身と脂にパワーのあるサバを、刺身かと思うほど浅締めにして仕上げた逸品。口の中で躍動感があふれる“ワイルド系”。

**問い合わせ先** 鯖みやま
☎ 03-6206-3950
http://saba-miyama.com

## 焼きサバの旨さをワンハンドで楽しめる

**焼き鯖太巻き寿司(石田魚店)**

島根県雲南市の郷土料理で、サバを一尾まるごと串に刺して焼いた「焼きサバ」のほぐし身を使った太巻き寿司。コクのあるサバに卵の甘み、続いてショウガのキリッとした風味、その後にかけぬけるキュウリのさわやかさがたまらないハーモニー!

**問い合わせ先** 石田魚店
☎ 0854-42-0214
http://www.yakisaba-ishida.com

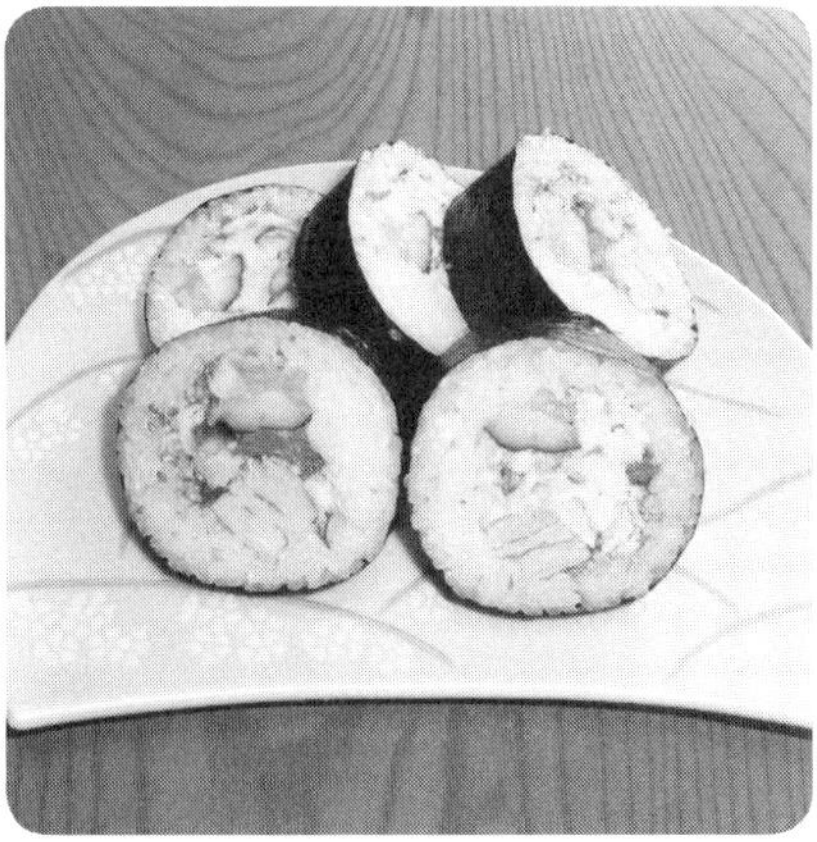

## 焼きサバ寿司の醍醐味を満喫

**焼き鯖すし(若廣)**

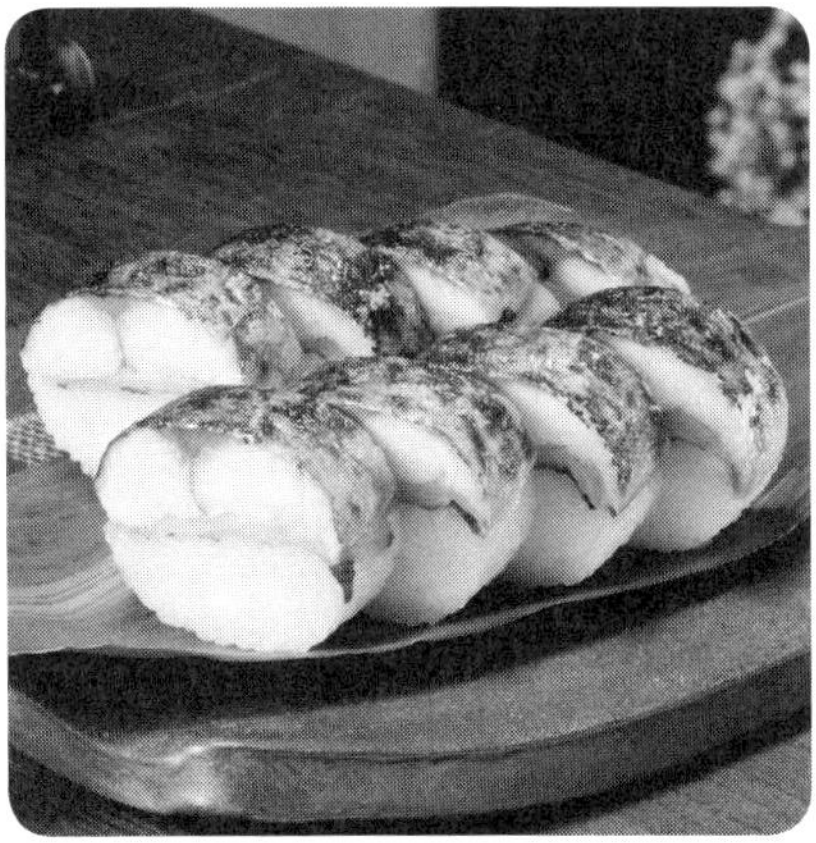

羽田空港「空弁」で、5年連続売上第1位を誇る焼きサバ寿司。職人の技で黄金色に焼き上げた焼きサバと、福井県産コシヒカリが織り成す絶妙な一体感が楽しめる。程よく脂がのってしっとり肉厚、香ばしいサバの身、ふっくらと甘いシャリが口の中に広がり、焼きサバ寿司の至福がたっぷり味わえる。

**問い合わせ先** 若廣
☎ 0120-89-3844
https://wakahiro.jp

## サバジェンヌおすすめ！

# 洋風サバ商品

### 手作りパテ、ハーブで<br>ビストロ級の味わい

**金華さばのハンバーグ（ヤマトミ）**

宮城県石巻市のブランドサバ「金華さば」を使用。すり身をサイコロ状にしたサバに、タマネギ、ニンジン、セロリなどの野菜もたっぷり入れて仕上げたパテを、5種類のハーブ入りトマトソースで煮込んである。ふんわり、なおかつ食感も楽しめるハンバーグはビストロ級の味わい。

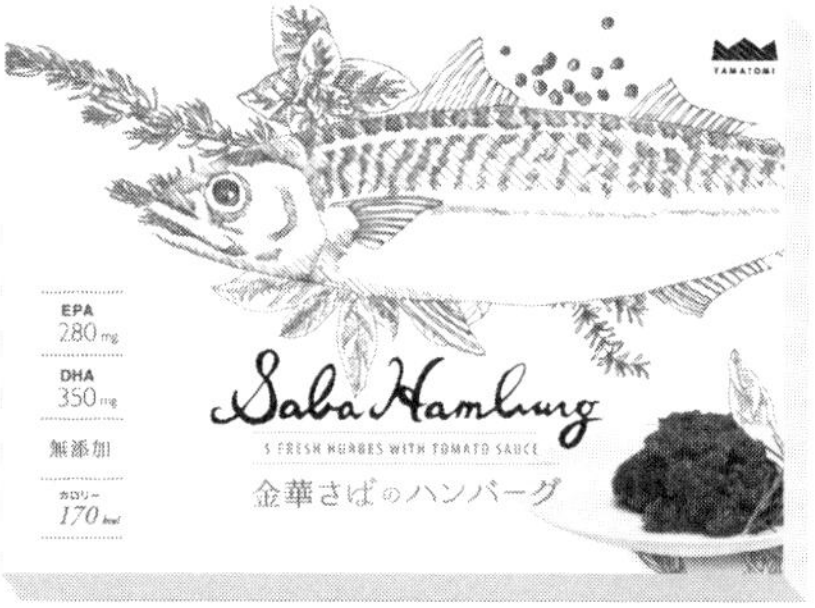


**問い合わせ先**　ヤマトミ
☎ 0225-94-7770
http://yamatomi-isi.com

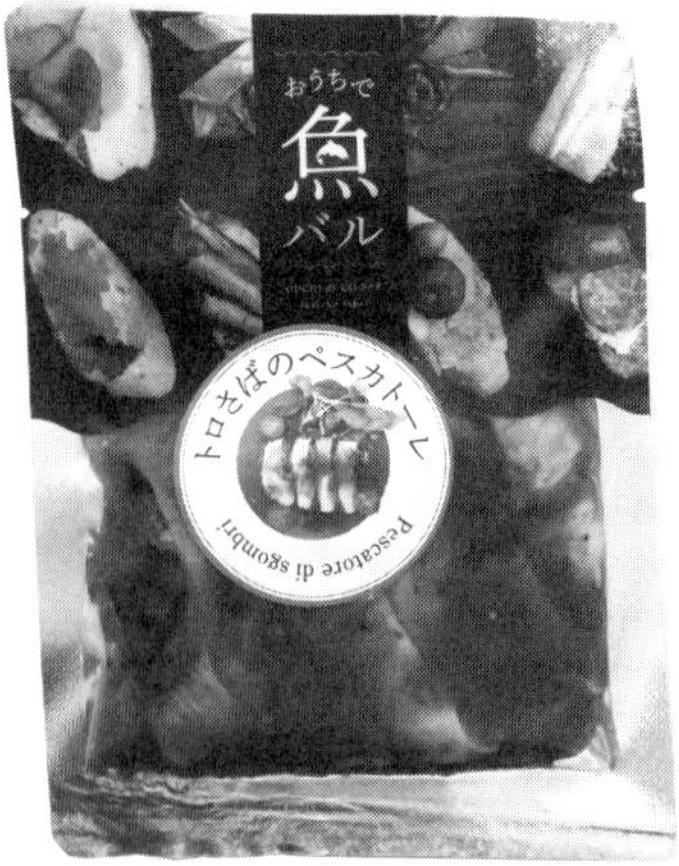


### コクのあるトマトソースが<br>サバにぴったり

**トロさばのペスカトーレ（マリネット）**

本格バル料理を手軽に楽しめるシーフードタパス「おうちで魚バルシリーズ」。「トロさばのペスカトーレ」は、脂のりバツグンのサバをトマトソースで煮込んだ一品。サバとコクのあるソースのマリアージュがバツグン。パスタに使うのもおすすめ。

**問い合わせ先**　マリネット
☎ 092-414-2240
http://uo-bar.jp

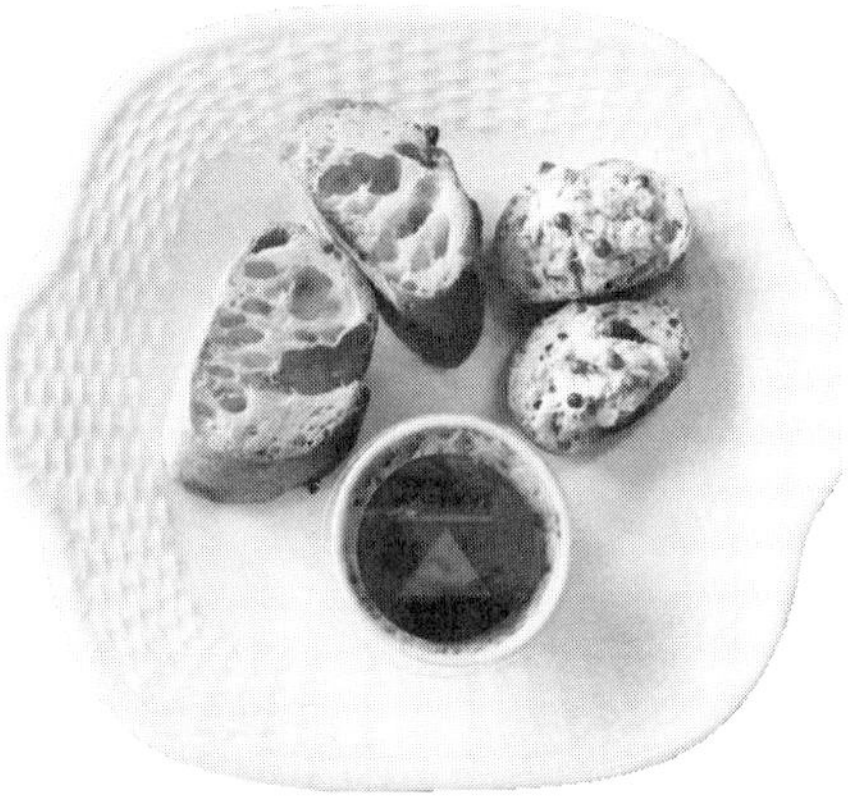

## 白ワイン、シャンパンに最高！

**鯖 Deli　サバリエット（岩清）**

静岡県焼津市の塩鯖で知られる老舗「岩清」から登場した、パンとワインに合うサバ料理」がコンセプトの「鯖 Deliシリーズ」。「サバリエット」はフランス式のクールブイヨン手法で煮たサバに乳製品、ハーブなどを加えた商品。白ワインやシャンパンにぴったり！

**問い合わせ先**　岩清
☎ 054-629-2025
https://www.iwasei.com/

## パンやパスタにも合うサバ干物

**アタラシイヒモノ　サバチョリソー（dot.sciense）**

海外からも注目を浴びる田村浩二シェフと神奈川県真鶴市の老舗干物店「魚伝」のコラボレーションによる「アタラシイヒモノ」。「サバチョリソー」は唐辛子、パプリカパウダー、ニンニクなどを使った干物。サバサンドやパスタに使うと最高の美味しさ！

**問い合わせ先**　dot.sciense
☎ 03-4540-4271
https://himono.design

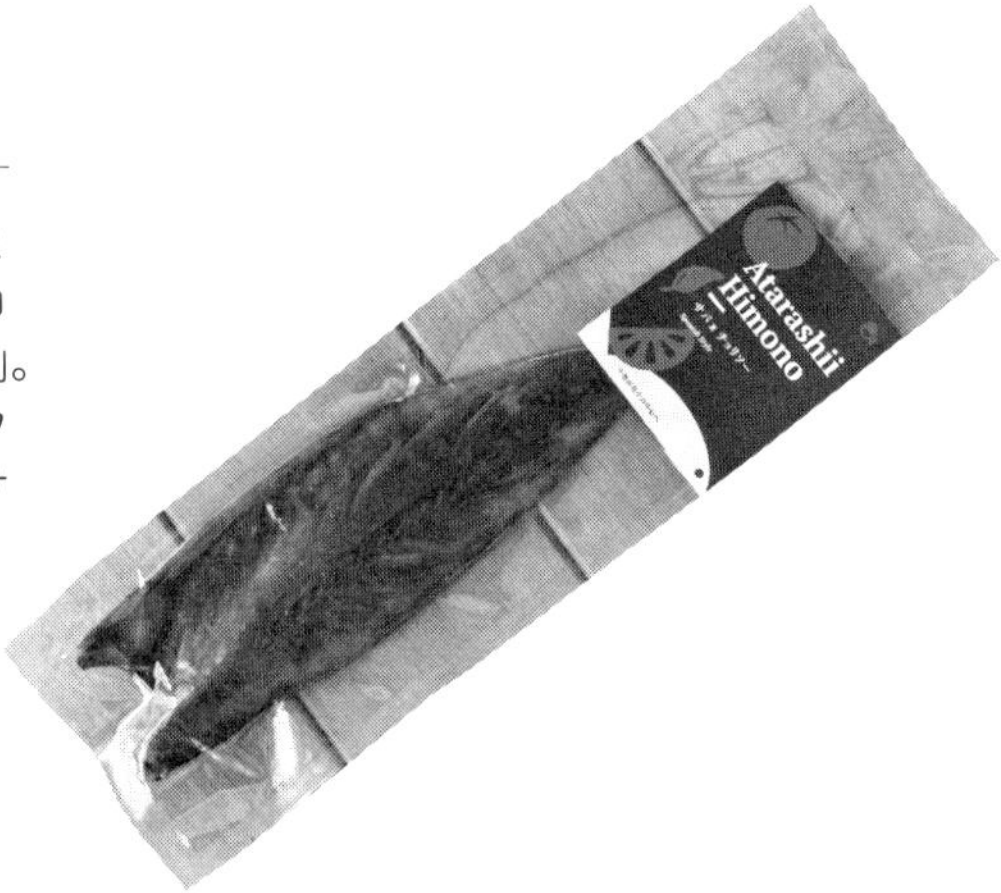


## やさしいカレー味にほっこり

**さばのドライカレー（あじ屋）**

九州有数の漁業の町・宮崎県北浦で水揚げされたばかりの新鮮なサバをミンチにして、独自に配合したカレースパイスと味噌をブレンド。サバの旨みをいかしながら、マイルドでほっとやさしい味わいが魅力。炊き立てごはんに最高！　バゲットにのせても最高！

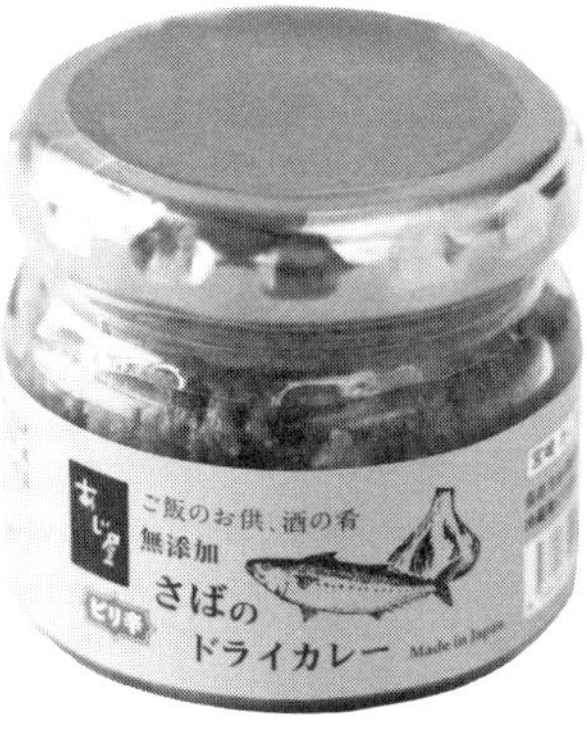


**問い合わせ先**　あじ屋
☎ 0982-45-3050
https://www.ajiya.fish

Column

# マサバ、ゴマサバ、養殖サバ――日本各地のブランドサバ

日本各地にはマサバ、ゴマサバ、養殖サバのブランドサバがあります。ブランドサバの先駆けは、大分県大分市の「関さば」です。ブランド化は１９８０年代後半のこと。地元では「刺身」で食べるのがいちばんだとされていたサバを佐賀関漁協が、首都圏への流通、拡大に取り組みました。関東以北ではサバを生で食べる習慣がなかったため、当初は苦労したものの、その味わいを知った人々は絶賛。消費が拡大し、有名店での取り扱いが増え1尾２０００円以上する高級魚になりました。そののち、２０００年にはゴマサバも高知県土佐清水市の「土佐の清水さば」としてデビューしました。

最近では養殖のブランドサバが増えています。先駆けは１９９９年に登場した宮崎県北浦町の「ひむか本サバ」。以降、サバの養殖方法も進化を遂げ、２０１６年には日本初の「完全養殖」のサバである佐賀県唐津市「唐津Ｑサバ」も誕生。これまで天然や人工孵化させた稚魚を飼育していましたが、唐津Ｑサバは養殖した成魚からとった卵を孵化させ再び育てています。

ブランドサバはひとつひとつ産地ならではの、生産者ならではのこだわりが生み出した味わいがあります。ぜひ食べ比べてみてください。

# 日本のブランドサバMAP

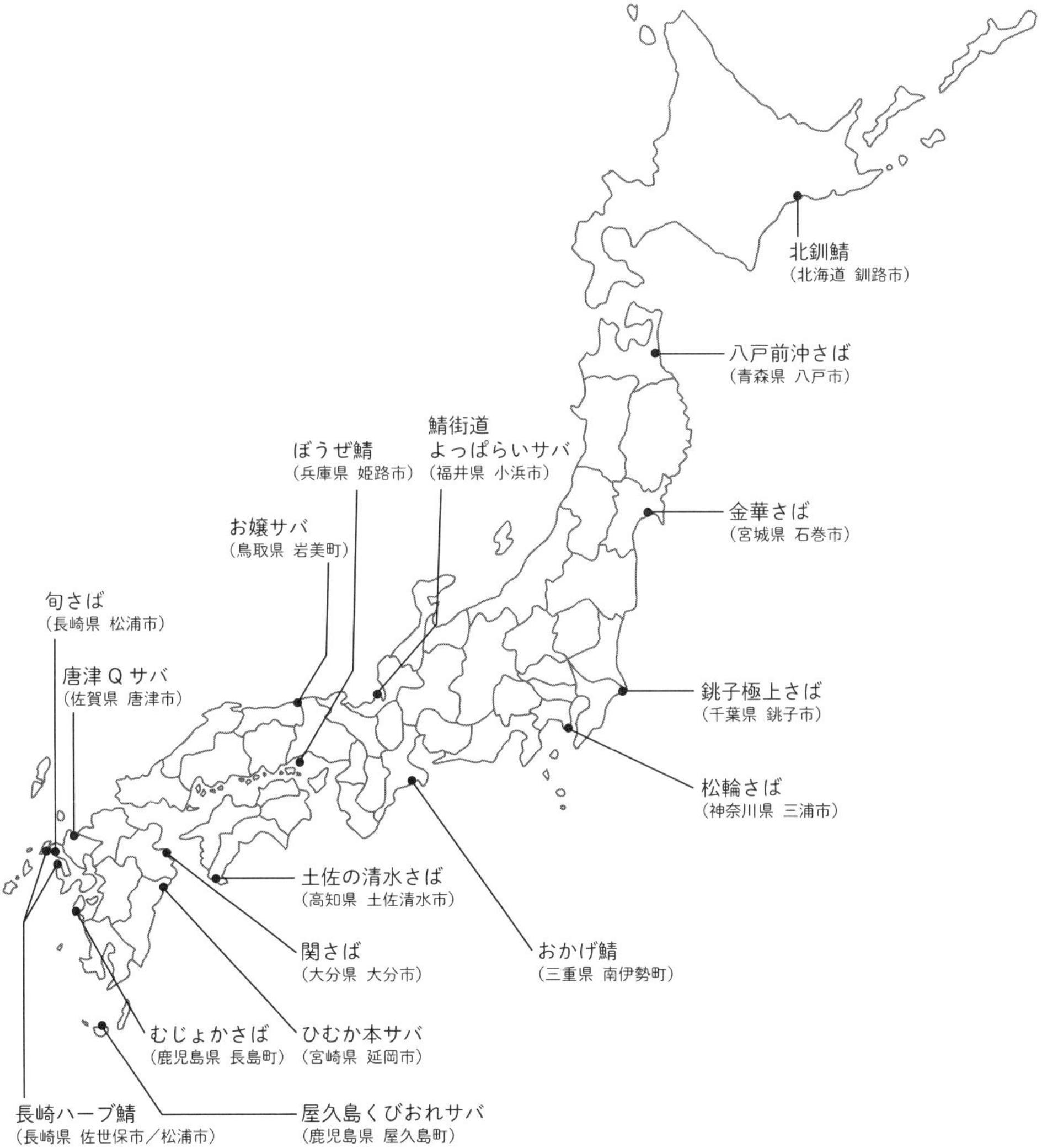

＼サバの魅力を発信する／

# 「全日本さば連合会」

鯖
ナイト

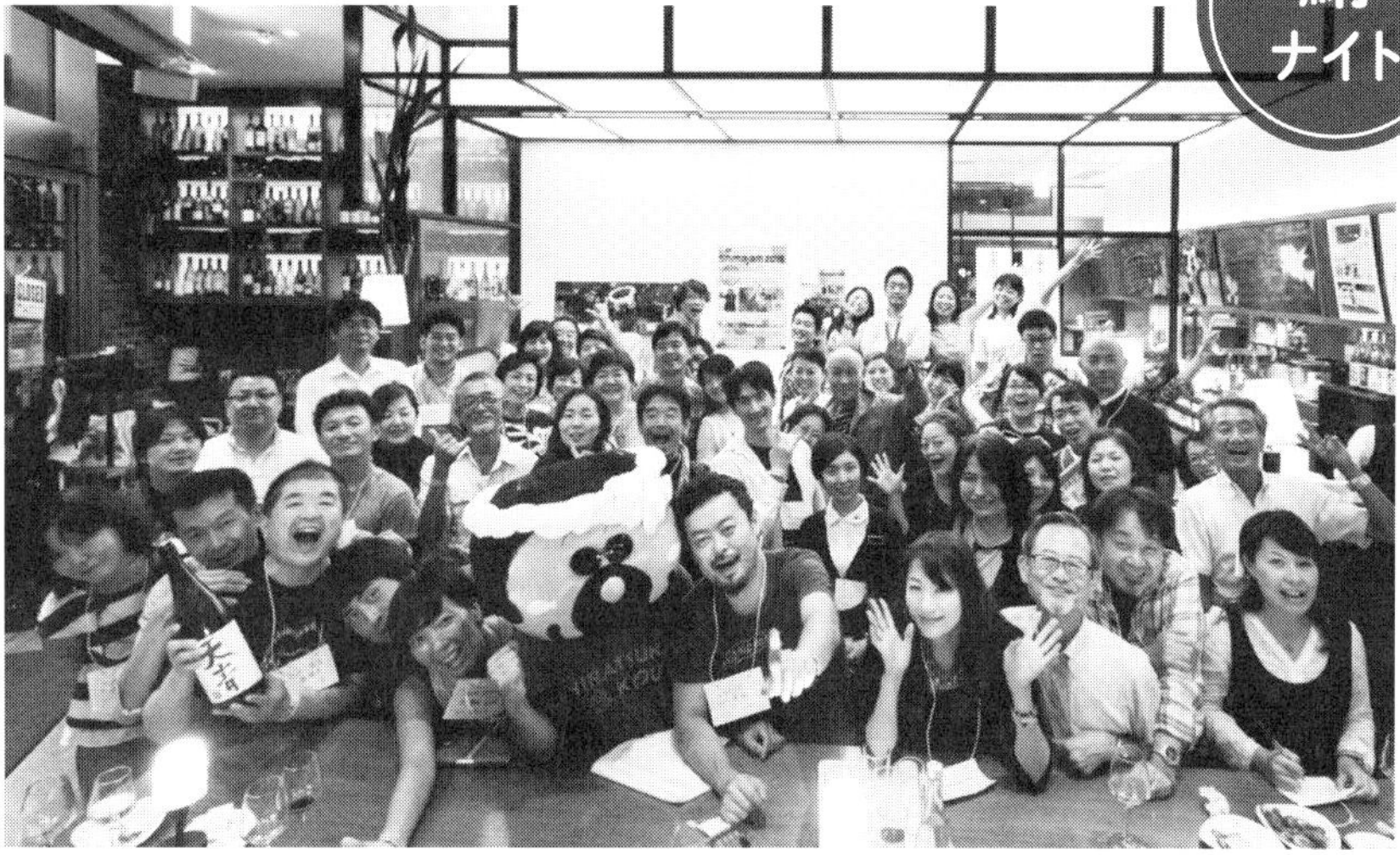

神奈川県・平塚市漁協とコラボレーションし、都内のイタリアンレストランで開催された「鯖ナイト Feat 平塚」

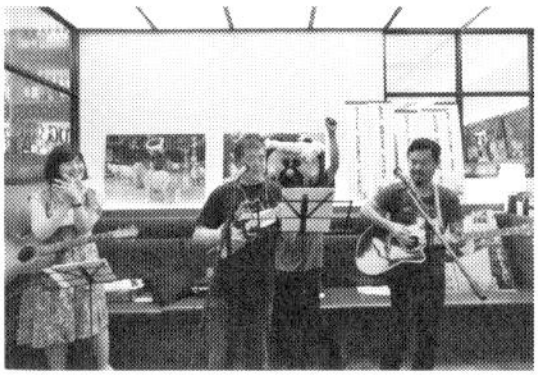

サバンドが「サバンドバイミー」などのサバの歌を熱唱！

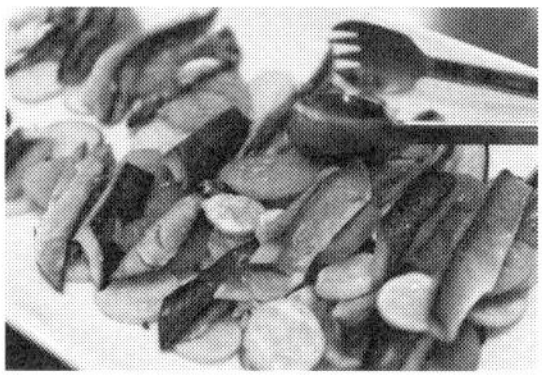

全さば連オリジナルレシピ「サバの燻製と野菜のグリル」

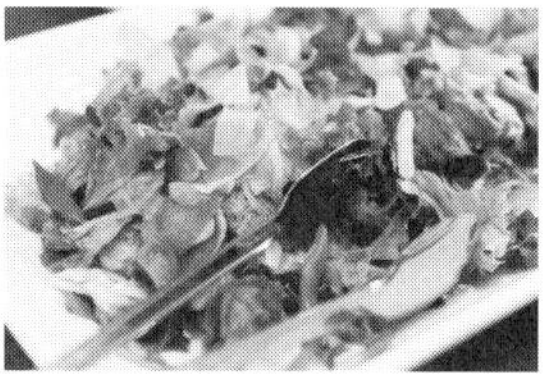

料理はすべて平塚のサバづくし。「サバとゴーヤのガーリック炒め」

　全日本さば連合会（全さば連）は、日本・世界のサバ、サバ料理を楽しみ、サバ文化を語り、サバカルチャーを発信し、サバで多くの人々と交流をはかる消費者団体です。

　結成は2013年。東京・西小山、武蔵小山周辺のサバ好きで「さば部」が誕生。サバを持ち寄って宴会を繰り返すうちに「参加したい」という人が増えたことから、全さば連として本格的に活動をスタートしました。

　おもな活動は日本全国のサバを楽しむイベント「鯖ナイト」。サバの産地、および消費量の多い町とコラボレーションして東京都内の飲食店で開催。毎回100名近くのサバファンが参加して盛り上がっています。鯖ナイトでは、サバを使った和洋中さまざまな料理を提供。サバ

# 鯖サミット

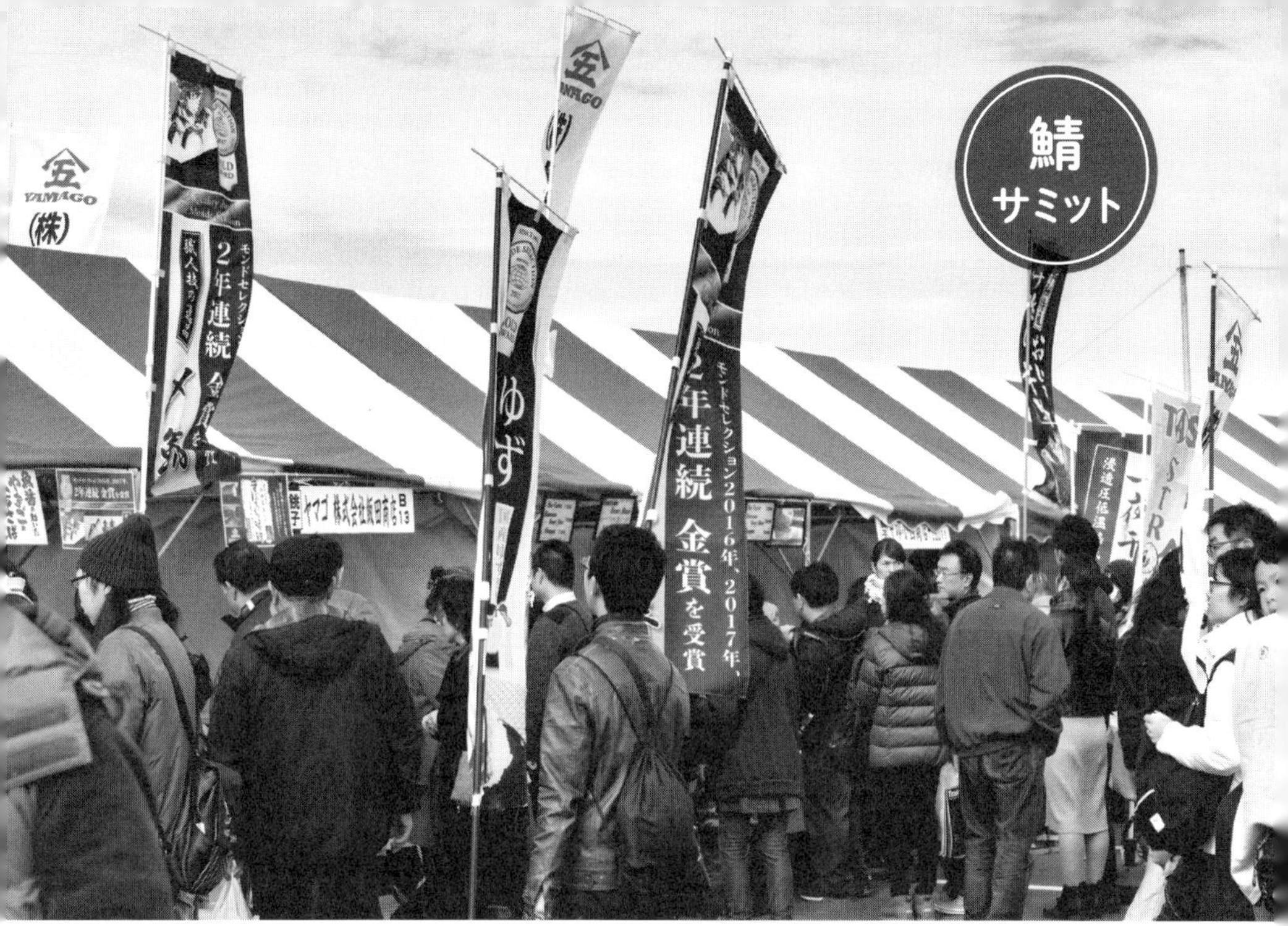


千葉県銚子漁港で開催された「鯖サミット 2017in 銚子」。
1日で3万人のサバファンが来場

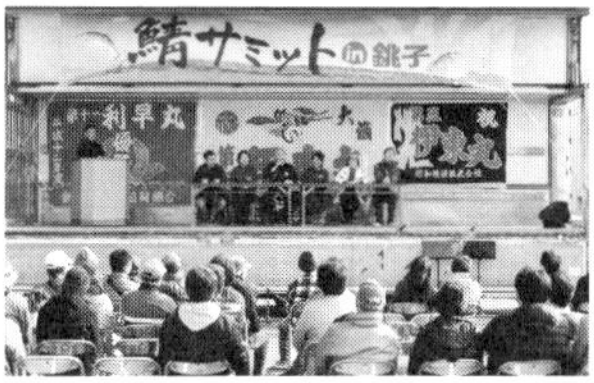


ステージでは産地のみなさんによるトークショーを実施

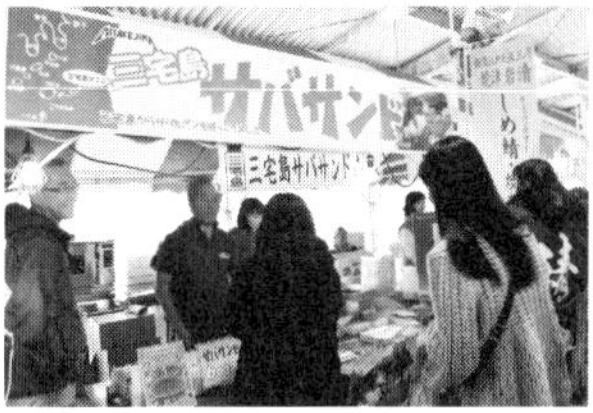


大行列ができた「三宅島サバサンド」のブース

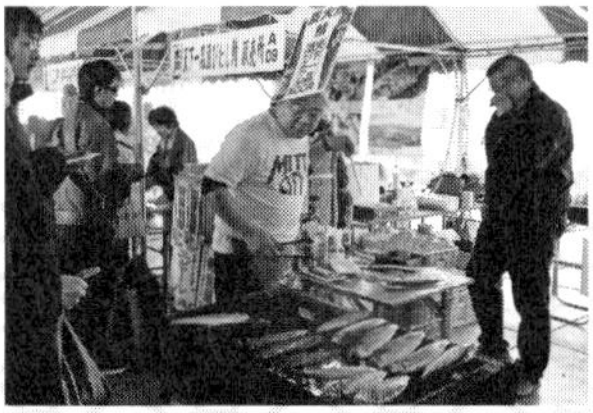

茨城県水戸市「天下一品酒びたし鯖」も大人気

関係者によるトークショーも行います。訪れるファンは20代から60代まで幅広く、女性の参加率も高くなっています。

ラストはサバニスト小林とロッキー松尾のユニット「サバンド」がサバの唄を熱唱し、おおいに盛り上がります。

２０１４年からは全国の多彩なサバ料理が楽しめる「鯖サミット」の事務局も務めています。鯖サミットは毎年、秋に産地およびサバに力を入れている地域を巡回して開催。第1回、2回目は鳥取県鳥取市、3回目は福井県小浜市、4回目は千葉県銚子市で開催。年々来場者が増え、２０１８年に開催された長崎県松浦市のサミットには、4万５０００人のサバファンが押し寄せました。

会場には開催地はじめ日本各地、さらにノルウェーのサバグルメやサバ加工品を販売するブースがずらりと並びます。ステージでは産地の方々によるトークセッションなどのイベントも実施。サバンドも登場。食べて、見て、とことんサバを満喫できるイベントです。

## 著者紹介

### 池田陽子〈いけだ ようこ〉

薬膳アテンダント。食文化ジャーナリスト。サバの魅力を発信する「全日本さば連合会」の広報担当「サバジェンヌ」としても活動。立教大学卒業後、出版社を経て国立北京中医薬大学日本校（現・日本中医学院）に入学し、国際中医薬膳師資格取得。薬膳で自身の体調の改善、美肌効果、ダイエット効果を実感し、ふだんの暮らしの中で手軽に取り入れられる薬膳の提案や、漢方の知恵をいかしたアドバイスを、執筆、セミナーなどを通しておこなっている。『「ゆる薬膳。」はじめたらするっと5kgヤセました!』（小社刊）、『サバが好き!』（山と渓谷社）など著書多数あり。

http://www.yuruyakuzen.com/

全日本さば連合会　http://all38.com/



この組《く》み合《あ》わせで健《けん》康《こう》効《こう》果《か》アップ！

「サバ薬《やく》膳《ぜん》」簡《かん》単《たん》レシピ

2019年 3月1日　第1刷

著　　者　池《いけ》田《だ》陽《よう》子《こ》

発 行 者　小澤源太郎

責任編集　株式会社 プライム涌光

電話　編集部　03(3203)2850

発行所　株式会社 青春出版社

東京都新宿区若松町12番1号〒162-0056

振替番号　00190-7-98602

電話　営業部　03(3207)1916

印刷　大日本印刷　　製本　大口製本

万一、落丁、乱丁がありました節は、お取りかえします。

ISBN978-4-413-11286-4 C0077